Reihe Psychosoziale Medizin

Der frühe Verlust eines Kindes

REIHE PSYCHOSOZIALE MEDIZIN

Herausgegeben von
Prof. Dr. Elmar Brähler und Prof. Dr. Erdmuthe Fikentscher

BAND 2

Der frühe Verlust eines Kindes

von
PD Dr. Manfred Beutel

Verlag für Angewandte Psychologie
Göttingen

Der frühe Verlust eines Kindes

Bewältigung und Hilfe bei Fehl-, Totgeburt und Fehlbildung

von
Manfred Beutel

Verlag für Angewandte Psychologie
Göttingen

PD Dr. med. Dipl.-Psych. Manfred Beutel, geb. 1955. Studium der Psychologie und Medizin in Freiburg und Amherst (USA). 1986 Promotion; 1994 Habilitation. 1981–1986 wiss. Angestellter in der Abteilung für Rehabilitationspsychologie der Universität Freiburg. Von 1986 bis 1995 in der Psychosomatischen Klinik und Poliklinik in München tätig. Chefarzt in der Psychosomatischen Klinik Bad Neustadt/Saale. Ausbildung in Gesprächs-, Verhaltens- und Gruppentherapie; Psychoanalytiker; Facharzt für Psychotherapeutische Medizin.

Für Hanne, Alica, Liz und Till

Die Deutsche Bibliothek – CIP-Einheitsaufnahme

Beutel, Manfred:
Der frühe Verlust eines Kindes : Bewältigung und Hilfe bei Fehl-, Totgeburt und Fehlbildung / von Manfred Beutel. - Göttingen : Verl. für Angewandte Psychologie, 1996
(Reihe Psychosoziale Medizin ; Bd. 2)
ISBN 3-8017-0892-6
NE: GT

Umschlaggraphik: Theo Köppen, Göttingen
Druck und buchbinderische Verarbeitung: Dieterichsche Universitätsbuchdruckerei W. Fr. Kaestner GmbH & Co. KG, D-37124 Göttingen-Rosdorf
Printed in Germany
Auf säurefreiem Papier gedruckt

ISBN 3-8017-0892-6

Vorwort

Dieses zweite Buch der Publikationsreihe "Psychosoziale Medizin" ist der Bewältigung von Früh- und Totgeburt gewidmet. Der Autor Manfred Beutel ist zugleich Arzt und Psychologe und kennt aus eigener Berufserfahrung in einem großen Klinikum sowohl die klinisch-medizinische Seite als auch durch seine psychotherapeutische Tätigkeit die intrapsychischen Prozesse von Betroffenen. Die zentrale Frage, wie Betroffene den Verlust eines eigenen Kindes durch Früh- oder Totgeburt konkret bewältigen und von welchen Bedingungen ein positiver bzw. negativer Ausgang des Trauerprozesses abhängt, war lange Zeit ein wissenschaftlich und therapeutisch vernachlässigtes Thema. Mit der Erforschung individueller Erlebnisweisen und kurz- sowie langfristigen Verarbeitungsformen werden auch wichtige Erkenntnisse gewonnen, für die Gestaltung der Arzt - Patient - Beziehung und für die Frage, ob bzw. welche professionelle Unterstützung gebraucht wird. Dieses Buch wendet sich sowohl an professionelle Helfer wie Ärzte, Psychologen, Sozialpädagogen, Schwestern u.a., als auch an Betroffene und ihre Angehörigen.

Das Engagement des Autors für diese Thematik, die Qualität seiner Forschungsarbeiten und die kompetente Darstellung seiner Erkenntnisse sind 1994 durch die Vergabe des Römer - Preises, dem Wissenschaftspreis des Deutschen Kollegiums für Psychosomatische Medizin, gewürdigt worden.

Im ausgehenden 20. Jahrhundert ist im Alltag unumstritten, daß der Verlust eines Kindes für Eltern ein seelisch extrem schmerzvolles Ereignis darstellt. Ein eigenes Kind durch den plötzlichen Kindstod, einen Verkehrsunfall, eine Krebserkrankung oder eine tödlich endende Drogensucht zu verlieren, wird als eines der schlimmsten und ungerechtesten Lebensereignisse empfunden. Dagegen ist eine Fehl- oder Totgeburt, d.h. der Verlust eines noch nicht lebensfähigen Kindes ein sozial weniger sichtbares und wahrgenommenes Ereignis. Je älter ein Kind wurde und je länger somit die Zeit des familiären und sozialen Zusammenlebens war, desto größer scheint die gesellschaftliche Akzeptanz für eine tiefe und andauernde Trauerreaktion zu sein. Sehr unterschiedlich sind Beerdigungsrituale bzw. offizielle Möglichkeiten des Abschiedsnehmens von Fehl-, Totgeburten, Kindern, die nach wenigen Tagen versterben oder von älteren Kindern.

Die Notwendigkeit zur Erforschung von Bewältigungsprozessen beim frühen Verlust eines Kindes ist vielleicht erst durch die Entwicklungen unserer modernen Gesellschaftsformen entstanden. Noch zu Beginn dieses Jahrhunderts waren die Geburtenzahl (im Durchschnitt gebar eine Frau sieben Kinder), die Mütter- und Kindersterblichkeit und dementsprechend die Zahl der Fehlgeburten unvergleichbar höher. Angesichts der heutigen Möglichkeiten der Familienplanung und der Lebenskonzepte von jungen Paaren mit deutlich späterer Erstgravidität und durchschnittlich höchstens zwei Kindern kann der Verlust eines gewünschten Kindes die Verwirklichung der eigenen Lebensplanung katastrophal beeinflussen. Auch der Schwangerschaftsabbruch aufgrund kindlicher Fehlbildung ist eine Neuerung unserer modernen Gesellschaft: das ständig ansteigende medizindiagnostische Wissen zwingt immer mehr Paare, sich bei pränatal festgestellten Fehlbildungen für oder gegen eine Schwangerschaftsbeendigung zu entscheiden.

Das Buch beginnt mit der umfassenden Darstellung des heutigen Wissensstandes zu Schwangerschaftserleben und Bindungsentwicklung zwischen Eltern und Kind. Im folgenden wird der Frage nachgegangen, wie eine "normale" Trauerreaktion nach Verlust eines nahen Angehörigen charakterisiert ist. Beutel zeigt auf, daß es sich bei einer Trauerreaktion und einer depressiven Reaktion um differenzierbare Reaktionsmuster handelt und stellt unterschiedliche Erscheinungs- und Verlaufsformen sowie Gesundheitsrisiken dar. Vor allem für Ärzte und Psychologen beschreibt er informativ Entwicklung und Anwendung des diagnostischen Verfahrens der "Münchner Trauerskala".

Den Kern des Buches bilden die Kapitel 3 bis 7, in denen langfristige seelische, körperliche und soziale Folgen von Fehl-, Totgeburt und Schwangerschaftsabbruch (aus kindlicher Indikation) aufgezeigt werden, auch aus Sicht der Männer und der Paare. Manfred Beutel widerlegt verbreitete Fehlvorstellungen, denen zufolge es in der frühen Schwangerschaftsphase nicht zur intensiven Bindung an das heranwachsende Kind kommt und der Verlust Männer kaum betrifft. In den beiden letzten Kapitel schildert er praktische Hilfsmöglichkeiten und wichtige Erfahrungen aus der psychotherapeutischen Arbeit mit Betroffenen.

Es ist zu hoffen, daß dieses Buch dazu beiträgt, den Umgang mit Fehl- und Totgeburt im klinisch - medizinischen und im privaten Umfeld positiv zu verarbeiten und anstelle von Tabuisierung und Fehlvorstellungen Verstehen und Unterstützung zu fördern.

Leipzig/Halle im Dezember 1995

Elmar Brähler
Erdmuthe Fikentscher

Inhalt

Einführung

Der frühe Tod eines Babys, in der Schwangerschaft, bei oder nach der Geburt ist ein einschneidender Verlust für die Betroffenen, die sich auf ihr Kind gefreut und ihr Leben darauf eingerichtet haben, Eltern zu werden. Auf tragische Weise verlieren sie ihr Kind, bevor sie es kennenlernen können. Ihre Trauer richtet sich ebenso auf den Verlust von Lebenszielen und Zukunftsplänen. Nahezu jede 5. Schwangerschaft endet vorzeitig und ungewollt. Die Tragweite des Verlustes und der Kummer der betroffenen Eltern bleiben jedoch im Verwandten-, und Freundeskreis häufig unverstanden, anders als nach dem Tod einer nahestehenden Person, die Verwandte und Freunde "kannten". Im folgenden ist von "Fehlgeburt" oder "Spontanabort" die Rede, wenn der Verlust vor der 20. Schwangerschaftswoche eintritt, von "Totgeburt", wenn das Kind jenseits dieser Grenze verstirbt.

Seelische Folgen der *Fehlgeburt* in der Frühschwangerschaft, dem häufigsten Verlust, fanden in Forschung und medizinischer Versorgung bislang wenig Beachtung. Verbreitet ist die Vorstellung, es sei in der frühen Schwangerschaft, in der weder körperliche Veränderungen sichtbar noch Kindsbewegungen spürbar sind, nicht mit einer intensiven Bindung an das heranwachsende Kind zu rechnen. "Hilfestellungen" für Betroffene beschränken sich oft auf den Rat, den Tod der ohnehin nicht lebensfähigen "Frucht" nicht zu schwer zu nehmen oder die Versicherung, sie könnten wieder schwanger werden.

Die medizinische Einstellung zur *Totgeburt* hat sich dramatisch verändert: War man noch vor einigen Jahren der Auffassung, man erspare Betroffenen "unnötiges Leid", wenn sie ihr verstorbenes Kind nach der Geburt nicht sehen können, so geben ihnen mittlerweile Ärzte und Hebammen meist hierzu Gelegenheit. Lückenhaft sind aber nach wie vor Verständnis und Kenntnisse über die längerfristige Verarbeitung dieses Verlustes und Hilfsmöglichkeiten.

Fortschritte der vorgeburtlichen Diagnostik ermöglichen, immer mehr Fehlbildungen oder Krankheitsanlagen eines Kindes bereits während der Schwangerschaft festzustellen. Dies bringt eine zunehmende Zahl von Eltern in die schwierige Situation, sich für oder gegen ihr gewünschtes Kind und den *Abbruch* der Schwangerschaft zu entscheiden. Auch hier bestehen noch große Unsicherheiten im Umgang mit der Qual der Entscheidung und der Trauer der Betroffenen.

Nicht nur in der Medizin, die sich vor allem auf die "Patientin" konzentriert, auch im sozialen Umfeld wird häufig "vergessen", daß auch der *Vater* des gemeinsamen Kindes mit dem Verlust fertigwerden muß - gemeinsam mit seiner Partnerin, auf ähnliche oder unterschiedliche Art.

Schwerwiegende und weniger schwere Verluste, Trennungen, Abschied von Liebgewonnenem oder Gewohntem sind universelle menschliche Erfahrungen. Wie kommt es, daß dies in einem Fall zum Anstoß für persönliche Entwicklung und Reifung wird, in einem anderen eine körperliche oder seelische Erkrankung einsetzt? In eigenen wissenschaftlichen Untersuchungen wird die These überprüft, daß es auch nach Fehl - und Totgeburt darauf ankommt, den Schmerz des Trauerprozesses zu durchleben, sich mit dem Verlust auseinanderzusetzen, und so eine neue Orientierung zu finden. Wird der Verlustschmerz vermieden, treten an die Stelle der Auseinandersetzung mit dem Verlorenen depressiver Rückzug, innerer Groll und Selbstmitleid, so sind längeranhaltende körperliche, seelische und soziale Einbußen zu erwarten.

Dieses Buch verfolgt zwei *Zielsetzungen*: Es soll aktuell und fundiert informieren, über die Bewältigungsmöglichkeiten, aber auch die seelischen und sozialen Risiken des Verlustes eines Kindes durch Fehlgeburt, Totgeburt oder Schwangerschaftsabbruch (wegen kindlicher Fehlbildung). Konsequenzen für die ärztliche und psychologische Betreuung, sowie Hilfsmöglichkeiten für Betroffene in Familie und sozialem Umfeld sollen aufgezeigt werden.

Voraussetzung für das Verständnis von Reaktionen auf den Verlust einer Schwangerschaft ist die Kenntnis der seelischen Entwicklung beider Partner während der Schwangerschaft (Kap. 1). Erscheinungsformen normaler und pathologischer Trauer werden am Verlust einer nahestehenden Person, der meistuntersuchten Verlusterfahrung, erörtert. Aufgrund der psychoanalytischen Literatur und klinischer Erfahrung wird ein eigenes Modell zur Unterscheidung von Trauer und depressiver Reaktion vorgestellt (Kap. 2). Der Kenntnisstand und eigene Forschungsergebnisse zur Verarbeitung der Fehlgeburt durch die Frauen (Kap. 3), ihre Partner bzw. das Elternpaar (Kap. 4), die Verarbeitung einer Totgeburt und des Todes eines Babys (Kap. 5) und des Abbruchs einer Schwangerschaft (Kap. 6) werden dargestellt. Die Besonderheiten der Bewältigung von Fehl-, Totgeburt und Schwangerschaftsabbruch werden einander gegenübergestellt (Kap. 7). Häufige Mißverständnisse, vor allem aber Hilfsmöglichkeiten innerhalb der medizinischen Versorgung, in der Partnerschaft, im Familien-, Freundeskreis und in Selbsthilfegruppen werden in Kapitel 8 dargestellt, psychotherapeutische Erfahrungen und Möglichkeiten in Kapitel 9. Weiterführende Literatur, Patienteninformationsbögen,

Adressen von Selbsthilfegruppen und die eigens entwickelten Meßverfahren zur Erfassung von Trauer finden sich im Anhang.

Dieses Buch richtet sich an alle, die Betroffene unterstützen, beraten und behandeln, Ärzte, Psychologen, Psychotherapeuten, Pädagogen, Hebammen und Krankenschwestern. Es ist ebenso für betroffene Eltern gedacht, die nach Informationen und Wegen suchen, um mit diesem Verlust umzugehen. Es beruht auf eigenen wissenschaftlichen Untersuchungen und langjährigen Erfahrungen in Zusammenarbeit mit Frauenärzten mit der Beratung und Psychotherapie betroffener Frauen und Paare.

Zu jedem der beschriebenen Verluste werden aktuelle medizinische Grundinformationen gegeben, und es wird der psychologische Kenntnisstand dargestellt. Zu den eigenen wissenschaftlichen Ergebnissen kommt eine Vielzahl von Betroffenen zu Wort, die an den Studien teilgenommen bzw. um psychotherapeutische Hilfe nachgesucht haben (*eingerückt und kursiv*). Medizinische und psychologische Fachausdrücke werden im Text erläutert; den methodisch weniger interessierten LeserInnen sei empfohlen, die Abschnitte über die Untersuchungsverfahren zu überschlagen.

So vielschichtig die Thematik dieses Buches, so vielfältig und bereichernd war die Zusammenarbeit und Unterstützung zahlreicher Kollegen und Kolleginnen, ohne die diese Arbeit nicht zustandegekommen wäre. Dies waren vor allem (in alphabetischer Reihenfolge): Dr. R. Deckardt, Dr. K. P. Gloning, Frau Dr. D. Gerlinger, Prof. H. Graeff, Frau Dipl. Psych. B. Hahlweg, Dr. G. Haselbacher, Dr. G. Henrich, Prof. M. von Rad, Frau Dr. K. Schaudig, Prof. K. T. M. Schneider, Prof. M. Stauber, Prof. Dr. Dr.h.c. H. Weiner, Dr. H. Will und die Doktoranden/Innen: J. Hertweck, M. Furtwängler, S. Kroner, M. Kuse-Isingschulte, K. Schiedermeier, K. Vogt und H. Willner. Nicht zuletzt möchte ich den zahlreichen betroffenen Frauen und Männern danken, die an den Studien mitgearbeitet haben und den Schwestern und Ärzten der Frauenklinik des Klinikums Rechts der Isar und der I. Frauenklinik der LMU, München, für die beständige und geduldige Kooperation bei der Vermittlung der Patientinnen.

1 Die Schwangerschaft als wichtige Entwicklungsphase für Schwangere und Partnerschaft

Seit den 50er Jahren wird die Schwangerschaft, ähnlich wie Pubertät oder Menopause, als eine *Entwicklungsphase* mit tiefgreifenden psychischen und körperlichen Veränderungen angesehen, die der Vorbereitung auf die Elternschaft dienen (Erikson, 1966). Mit der zunehmenden Bindung an das ungeborene Kind erfolgt eine weitgehende Neuorganisation von Selbstwertgefühl und Beziehungsmustern. Das Wiederbeleben von ungelösten Konflikten aus früheren Lebensabschnitten macht Schwangere besonders verwundbar für psychosoziale Belastungen und bietet zugleich die Möglichkeit, befriedigendere Lösungen zu finden (Bibring et al., 1961). Die Kenntnis der körperlichen und seelischen Veränderungen in der Schwangerschaft ist eine Voraussetzung für das Verständnis der Reaktionen auf den Verlust der Schwangerschaft.

1.1 Zur Bedeutung des Kinderwunsches

Wie Freud bereits beobachtete, kommen Wunschphantasien nach einem Kind erstmals im frühen Kindesalter auf. Der Kinderwunsch ist für beide Geschlechter ein Kristallisationspunkt vielfältiger, bewußter und unbewußter Wünsche (Frick-Bruder & Schütt, 1992; Leon, 1990), v.a. nach:

- Geborgenheit, Nähe, Zärtlichkeit (*narzißtische* Bedürfnisse)
- einer Bereicherung durch ein *Abbild* der eigenen Person (Freud, 1914), das in der Generationenfolge weiterlebt,
- *Loslösung* von der Mutter und Beweis der Eigenständigkeit als Frau (Mann),
- Versorgen und Versorgtwerden (*orale Wünsche*),
- Absicherung gegen Verlustängste (*Kontroll- und Machtbedürfnisse*),
- Bestätigung des eigenen Wertes oder Ausgleich von Minderwertigkeitsgefühlen (*phallische* Wünsche),
- Übertreffen der Mutter oder Hingabewünsche zum Vater (*ödipale* Wünsche).

Ob diese Wünsche und Bestrebungen in eine liebevolle und zugewandte Einstellung zur Schwangerschaft und der Versorgung des Kindes integriert werden können, hängt von der persönlichen Entwicklung, einer stützenden Partnerschaft und sozialen Umwelt ab. Tiefgreifende Konflikte können entstehen, wenn Spannungen zwischen gegensätzlichen Bedürfnissen nicht verarbeitet werden können oder es nicht gelingt, erforderliche Einschränkungen und Lebensanpassungen zu meistern. Komplizierend sind fortbestehende Neid-, Eifersuchts- und Rivalitätsgefühle gegenüber *Geschwistern*, die sich meist auf zweite und weitere Kinder richten (Abarbanel, 1983). Konflikthafte Einstellungen zu einer Schwangerschaft können auch zur funktionellen Sterilität (ohne faßbare organische Ursache) oder einem Schwangerschaftsabbruch führen. Weitere Folgen können verstärkte Schwangerschaftsbeschwerden, Risikoverhalten, Versorgungsprobleme mit dem Kind oder Partnerschaftskonflikte sein.

1.2 Entwicklung der Bindungsbereitschaft

Im allgemeinen wird das Erleben der Schwangerschaft durch die Frau in drei *Phasen* unterteilt (Pines, 1972):

• Von der *Empfängnis* zu *Kindsbewegungen* (bis 4-4½ Monate) wird eine erhöhte emotionale Labilität mit rapiden Stimmungsschwankungen, Mißbehagen, Scham und Ängsten beschrieben, die sich auch auf die körperlichen Veränderungen (z.B. Unwohlsein, Vergrößerung der Brust) beziehen. Häufig sind milde depressive Verstimmungen und Reizbarkeit (vgl. Kap. 3.5). Vielen Frauen fällt es schwer, Einschränkungen und erhöhte Abhängigkeit zu akzeptieren, oder sie empfinden Neid auf ihren Mann, der ungehindert seinen körperlichen und beruflichen Aktivitäten nachgehen kann. Umgekehrt können die vermehrte Zuwendung zur eigenen Person und der Schwangerschaft und eine Entlastung von sozialen Verpflichtungen als Erfüllung und Freude erlebt werden.

Frühere Arbeiten betonen das Schicksal von *Triebkonflikten*, die in den verschiedenen Schwangerschaftsphasen wachgerufen werden. Demnach werden in dieser Phase vor allem orale Konflikte aktiviert. Ein verstärktes Schwangerschaftserbrechen kann nach Kestenberg (1976) einen unbewußten Wunsch nach Ausstoßung der Schwangerschaft bedeuten. Neuere *objektbeziehungspsychologische* Ansätze rücken die *Identifikation* mit der Schwangerschaft in den Vordergrund:
(1) Eine *mütterliche* Identifikation mit der eigenen Mutter, bewußte und unbewußte Phantasien über ihre mütterlichen Erlebens- und Verhaltensweisen sind ebenso er-

forderlich wie (2) eine (*kindliche*) Identifikation als bedürftiges und abhängiges Kind gegenüber der eigenen Mutter, um (3) eine Identifikation mit dem *ungeborenen Kind* zu ermöglichen. So kann der Embryo, zunächst womöglich wie ein bedrohlicher Fremdkörper oder Eindringling von außen erlebt (Deutsch, 1945; Lester & Notman, 1986), in ein geliebtes Kind verwandelt und eine empathische Haltung ihm gegenüber entwickelt werden. Nur wenn eine insgesamt positive mütterliche Identifikation vorliegt, ist es möglich, sich mit der Bedürftigkeit und Abhängigkeit des Kindes zu identifizieren, ohne durch eigene Bedürftigkeit überwältigt zu werden (Pines, 1972). Unbewußt kann das heranwachsende Kind auch den Vater, oder Geschwister repräsentieren, in der Identifikation mit der Mutter früher verstorbene Geschwister. Eine entscheidende Aufgabe in der Frühschwangerschaft liegt daher in der Auflösung zwiespältiger Gefühle und der Entwicklung einer stabilen positiven, liebevollen Einstellung zum heranwachsenden Kind.

Frühere Arbeiten nahmen an, daß das Kind erst in der fortgeschrittenen Schwangerschaft, ab Einsetzen der Kindsbewegung, als "Person" mit eigenständigen Gefühlen, Motiven und Erlebensweisen empfunden wird (Ballou, 1978). In der Studie von Lumley (1980) sahen 70% der Frauen in der 8. bis 12. Woche das Embryo noch nicht als reale Person an, sondern erst ab der 18. bis 22. Woche. Der Schwangeren erscheine es ungewiß, ob der Embryo überhaupt existiere, und sie halte sich daher mit der Bindung zurück, bis die Lebensfähigkeit des Embryos durch Kindsbewegungen bestätigt sei (Leifer, 1977). Entsprechend wurde angenommen, daß ein Abort in der Frühschwangerschaft zwar als Enttäuschung erlebt werde, die Schwangere aber "... die Schwangerschaft als eine erlebt, die "nicht hält". Eine Frau, die ihr Kind verliert, nachdem sie seine Bewegungen gespürt hat, geht durch einen Trauerprozeß, da sie ihre Fehlgeburt als den Tod und den Verlust einer Person erlebt" (Ballou, 1978, S. 411).

Demgegenüber beobachtete Pines (1972) in Psychotherapien, daß viele Frauen ab Bestätigung der Schwangerschaft den Embryo durch bewußte Phantasien, Tagträume oder unbewußte Phantasien und Träume besetzen, in denen er als Baby erscheint und bereits eine Geschlechtsidentität hat. Dies wird durch eigene Studien mit Schwangeren und Frauen, die eine Fehlgeburt erlitten haben, bestätigt (Beutel et al., 1992). Das Bild des heranwachsenden Kindes beruht zunächst weitgehend auf Projektionen von Hoffnungen, Befürchtungen und Liebe. Der Fetus wird als Teil des Selbst erlebt und trägt in der Vorstellung von werdenden Müttern (Kap. 3.4) und Vätern (Kap. 4.3) häufig ideale Züge. Wie Teilnehmerinnen an der Schwangerenbefragung angeben, entsprechen diese bereits um die 10. Woche eigenen, geschätzten Zügen oder ihrem Idealbild. Sie wünschen sich:

"Ein selbständiges Mädchen, das es versteht, sich die glücklichen Aspekte des Lebens herauszufischen"; "daß es sich selbst entwickelt und keine Störungen hat wie ich"; "einen Jungen, einen dunkelhaarigen Racker". Es soll die "positiven Eigenschaften und das Aussehen beider Eltern vereinen, ein Mädchen, groß, blond, mit hoher Stirn".

Wunschvorstellungen beziehen sich auch auf die eigene Person als Mutter (das Paar als Eltern) in Beziehung zum Kind. Die Hinwendung zum heranwachsenden Embryo oder Feten in Phantasie und Realität (z.B. konkrete Vorbereitungen) bezeichne ich in Anlehnung an Bowlby (1987) als *Bindungsbereitschaft*. Von Bindung spreche ich erst dann, wenn die Eltern auch real eine Beziehung zu ihrem unterscheidbaren, bestimmten Kind nach der Geburt eingehen.

Die Bindungsbereitschaft kann auch durch eigene Erfahrungen mit früheren Schwangerschaften (auch Abbrüche oder Fehlgeburten) beeinflußt werden. Die Bindungsbereitschaft in der frühen Schwangerschaft beeinflußt die spätere Bindung an das Kind (Condon & Dunn, 1988).

• Mit der Wahrnehmung der *Kindsbewegungen* (ab 4. bis 5. Monat) kommt es bei beiden Eltern zu einer deutlichen Verstärkung der Bindungsbereitschaft. Das Kind wird als Person realer und beginnt, Eigenständigkeit anzunehmen. Dies kann (Pines, 1972) eigene Trennungs- und Verlustängste mobilisieren. Es handelt sich um eine Zeit mit einer Fülle vorbereitender Aktivitäten, z.B. der Zwiesprache mit dem Kind als vorgestelltem Begleiter (Leifer, 1977). Die deutliche Sichtbarkeit der Schwangerschaft kann Stolz, aber auch Selbstunsicherheit hervorrufen.

• In der *dritten Phase der Schwangerschaft* (3. Trimenon bis zur Entbindung) bereitet sich die Schwangere darauf vor, ihr Kind zu gebären. Pines (1972) beobachtet körperliches Unbehagen, Schwäche, Stimmungsschwankungen und Ängste vor Kindstod bei Geburt oder Fehlbildung des Kindes. Milde depressive Verstimmungen (gemessen mit dem Beck Depressionsinventar; BDI) werden um den 8. Schwangerschaftsmonat von 17% bis knapp 25% (Cutrona, 1983; Pfost et al., 1990) der Schwangeren berichtet. Zu diesem Zeitpunkt haben Mütter ein stabiles Bild von Persönlichkeits- und Temperamentmerkmalen ihres Kindes gebildet, das wesentlich beeinflußt, wie sie es als Säugling erleben (Zeanah et al., 1985).

Nach der Entbindung (postpartal) wurden milde, vorübergehende Verstimmungen (*Maternity blues*) bei 50 bis 70% der Frauen beschrieben (Levy, 1987). Weinen, Traurigkeit, Niedergeschlagenheit, Verwirrung, Angst und Schlafstörungen sind zwischen dem 3. und 7. Tag am ausgeprägtesten und klingen innerhalb von 1 bis 2 Wochen vollständig ab. Postpartale Verstimmungen lassen sich nicht eindeutig auf hormonelle Veränderungen zurückführen (O'Hara et al., 1991). Milde Verstimmungen können eine Reaktion auf das Ende einer mit vielen Belastungen und Anspannungen verbundenen Zeit sein. Traurigkeit begleitet oft die

Trennung von dem "inneren Baby", das Ende einer erfüllungsreichen Zeit, und es wird auch das Ende der nunmehr begonnenen Zeit mit dem Baby vorweggenommen.

Davon abzugrenzen sind schwerere *Wochenbettdepressionen* (bei 8 bis 15%), die bei 25 bis 50% der Betroffenen über 3 bis 6 Monate anhalten. Psychotische Episoden mit wahnhaftem Erleben treten nur bei 1 bis 2 von 1000 Geburten auf (Gitlin & Pasnau, 1989). Risikofaktoren für Depressionen sind Depressionen in der Vorgeschichte und Familienanamnese, belastende Lebensereignisse in der Schwangerschaft und nach Entbindung, vermutlich auch Kaiserschnittentbindungen, v.a. mit Allgemeinanästhesie (Edwards et al., 1994) und das Fehlen eines verständnisvollen Partners (O'Hara, 1987).

1.3 Einfluß pränataler Diagnostik

Welchen Einfluß hat die intensive pränatale Diagnostik auf die Entwicklung der Bindung zum ungeborenen Kind? Die von Leifer (1977) benannten Unsicherheiten in der Frühschwangerschaft können heute in der Regel auf eindeutige Weise beantwortet werden, da die Existenz einer Schwangerschaft bereits kurz nach Ausbleiben der Menstruation durch einen einfachen Test gesichert werden kann. Anstelle diffuser Vorstellungen über das Embryo geben *Ultraschalluntersuchungen* Schwangeren früh ein klares Bild über Entwicklungsstand und Bewegungen des Embryos. Ermutigt durch die Schwangerenvorsorge gehen die meisten Paare ab Bestätigung der Schwangerschaft davon aus, daß sie ein gesundes Kind bekommen werden. Vermutlich hängt daher die frühere Bindungsbereitschaft in neueren Studien auch mit den technisch-apparativen Fortschritten der Pränatalmedizin zusammen.

In einer kontrollierten Studie wiesen Reading und Cox (1982; vgl. Campbell et al., 1982; Reading et al., 1984) nach, daß Frauen nach einer Ultraschalluntersuchung positivere Einstellungen zur Schwangerschaft und zum Feten äußern (im Vergleich zur Wartekontrollgruppe). Positivere Einstellungen zur Ultraschalluntersuchung selbst äußern die Frauen, die das Bild sahen und erläutert bekamen. Auch unsere Befunde (Kap. 3.4) sprechen für den klinischen Eindruck, daß der Anblick des Embryos oder Feten die Bindungsbereitschaft fördert, Angst vermindert, Zwiespältigkeit gegenüber der Schwangerschaft aufzulösen hilft, vermehrte Aufmerksamkeit gegenüber pränatalen medizinischen Empfehlungen und gesunde Lebensführung fördert (Black, 1992).

Als Kehrseite kann die Förderung einer frühen Bindung durch Sonographie die Bewältigung für einige Patientinnen erschweren, die später einen Spontanabort erleiden oder sich nach Feststellung einer Fehlbildung durch Amniozentese zum Abbruch ihrer Schwangerschaft entscheiden (Black, 1992; vgl. Kap. 6).

Einige Frauen, die eine *Amniozentese* vornehmen lassen (vgl. Kap. 6), versuchen, sich von ihrem Kind zu distanzieren, solange noch kein eindeutiger Befund vorliegt. Übereinstimmend mit den Ergebnissen von Marteau et al. (1992) erlebte in der eigenen Studie die Mehrzahl von 26 Patientinnen ihre Amniozentese in erster Linie als Beruhigung. Dennoch besteht bei ihnen eine erhöhte Angst vor der Entbindung bis in das letzte Schwangerschaftsdrittel fort.

1.4 Psychosoziale Einflüsse auf den Schwangerschaftsverlauf

Unter den Komplikationen im *Schwangerschaftsverlauf* wurde das Augenmerk vor allem auf vorzeitige Wehentätigkeit (von der 21. bis 37. Schwangerschaftswoche) gerichtet, da bei Früh- oder Mangelgeburt (<2.500 Gramm) ein hohes Risiko für das Kind besteht. Nach den Ergebnissen der Bayerischen Perinatal- und Neonatalerhebungen (BPE) von 1986 betraf dies etwa jede 10. Geburt. Häufige Komplikationen des Geburtsverlaufs sind Schnittentbindungen ("Kaiserschnitt" bei 15% aller Mütter), verlängerter Geburtsverlauf, Nachblutungen, Anästhesie und kindliche Komplikationen (Weber et al., 1990).

Als Belastungsfaktoren konnten nachgewiesen werden (Levin & DeFrank, 1988):

- Ein *geringes Geburtsgewicht* und *vorzeitige Wehen* treten gehäuft bei belastenden Lebensereignissen und Angst in der Schwangerschaft auf (Omer & Everly, 1988).
- Eine körperliche *berufliche* Belastung erhöht nur bei den Frauen das Risiko einer Frühgeburt, die nicht berufstätig sein wollen (Homer et al., 1990).
- Teichmann und Breull (1989) untersuchten 238 Frauen zwischen der 6. und 24. Schwangerschaftswoche mit einem Fragebogen. Mehrlingsschwangerschaften, Fehlbildungen und Erkrankungen mit Einfluß auf die Schwangerschaft wurden ausgeschlossen. Patientinnen mit vorzeitigen Wehen unterschieden sich von den übrigen durch mangelnde Bewältigungsstrategien für Probleme in der Schwangerschaft, eine zwiespältige Beziehung zum ungeborenen Kind, chronische berufliche Belastungen, negative Geburtserwartungen und ihren Familienstand (ledige Frauen).

Molinski (1988) folgert aus diesen Studien, daß vorzeitige Wehen durch ein Ungleichgewicht aus sozialen Belastungen und seelischen Bewältigungsmöglichkeiten begünstigt werden können. Dabei spielen untergründige Angst und Verlust von Sicherheit ein wichtige Rolle.

Als eine der Pionierarbeiten für die Rolle psychosozialer Faktoren für Komplikationen im *Geburtsverlauf* und perinatale Komplikationen gilt die Studie von Sosa et al. (1980). Die Autoren fanden, daß die Anwesenheit einer Laienhelferin (sog. "doula"), die Gebärende während der Entbindung beständig unterstützt, informiert und ermutigt, gegenüber Frauen, die alleine entbinden, die Entbindungsdauer und Komplikationsrate dramatisch verringert und das Bindungsverhalten gegenüber dem Neugeborenen fördert. Dies wurde durch eine neuerliche, sorgfältig kontrollierte (randomisierte) amerikanische Studie bestätigt. Kennell et al. (1991) fanden deutlich reduzierte Raten von Schnittentbindungen, rückenmarksnaher (epiduraler) Anästhesie, Gabe wehenauslösender Mittel, Kindbettfieber und stationärer Behandlung des Neugeborenen. Dieser starke Effekt ist vermutlich auf die Verminderung von Angst zurückzuführen. Auch kritische Lebensereignisse in der Schwangerschaft können das Risiko von Geburtskomplikationen steigern; dabei sind Wirkmechanismen noch unklar (über Angst oder Risikoverhaltensweisen; Levin & DeFrank, 1988).

1.5 Bedeutung der Schwangerschaft für Partner und Paarbeziehung

Erforderliche Neuorientierungen betreffen nicht nur die Beziehungen zu den primären Bezugspersonen und zum Baby, sondern auch die Partnerschaft, die wesentlich über deren Bewältigung mit entscheidet. Zu den gesicherten Ergebnissen zählt, daß die Qualität der Partnerschaft, Verständnis und Unterstützung durch den Partner eine entscheidende Rolle für Erleben und Verarbeitung der Schwangerschaft und Auftreten von Komplikationen spielt. Erforderlich ist die Fähigkeit beider Partner, eine echte, für alle Beteiligten zufriedenstellende Dreiecksbeziehung mit dem Kind einzugehen.

Wenig beachtet wird, daß auch für Männer selbst eine geplante und gewünschte Schwangerschaft eine Reifungskrise bedeutet, in deren Verlauf gegensätzliche und verwirrende Gefühle auftreten können (Osofsky, 1982). Die intensive Beschäftigung der Partnerin mit ihrer Schwangerschaft, ihre geringere Verfügbarkeit für eigene Bedürfnisse und gemeinsame Aktivität, ihre Stimmungsschwankungen oder vermindertes sexuelles Interesse können Gefühle von Ausgeschlossensein, Vernachlässigung und Neid auf das Kind hervorrufen. Diese können durch ähnliche Erfahrungen und Gefühle aus der Beziehung zur eigenen Mutter oder zu Geschwistern verstärkt werden. Bindungsängste können durch die vermehrte Verantwortung für Partnerschaft und Familie wachgerufen werden. Diese Konflikte und Ängste sind oft nicht vollständig bewußt. Da sie eigenen Idealvorstellungen als "Familienvater" widersprechen, werden sie z.B. durch vermehrte außengerichtete Aktivität abgewehrt. Sie können auch psychische oder körperliche Krankheiten hervorrufen, die Schwangerschaftsbeschwerden der Partnerin ähneln (sog. *Couvade-Syndrom*). Wie gut es gelingt, die Rolle als verläßlicher Vater und Versorger zu übernehmen, hängt nicht zuletzt von den Möglichkeiten der Identifikation mit einem eigenen, verläßlichen Vater ab. Vermutlich wird dies auch durch die vermehrte Einbeziehung der Männer in der Geburtsvorbereitung und bei der Entbindung gefördert. Nach wie vor wird häufig angenommen, daß die Bindung der Männer an das Kind erst viel später, etwa im Säuglingsalter einsetzt (Dyregov, 1990). Wie wir zeigen konnten, setzen sich aber zumindest einige Männer bereits intensiv mit der Frühschwangerschaft ihrer Partnerin (z.B. in Träumen, Siegel, 1982; vgl. Kap. 4) auseinander.

1.6 Schlußfolgerungen

Die Schwangerschaft ist ein Wendepunkt der persönlichen Entwicklung, eine entscheidende und vulnerable Entwicklungsphase für Identität, Selbstwertgefühl und Partnerschaft, die der Vorbereitung auf die Versorgung des Kindes dient. Die Aktivierung konflikthafter Bestrebungen trägt zu einer erhöhten psychischen Labilität bei beiden Partnern bei und bietet zugleich die Chance, neue konstruktive Lösungen zu finden.

Neuere Studien legen nahe, daß sich eine Bindungsbereitschaft bei beiden Geschlechtern früher entwickelt als bislang angenommen. Diese ist noch nicht systematisch erfaßt worden und drückt sich bereits mit dem Schwangerschaftswunsch oder ab Bestätigung der Schwangerschaft in bewußten und unbewußten Vorstellungen, Phantasien, konkreten Vorbereitungen und Träumen aus.

Durch den Verlust der Schwangerschaft werden die daran geknüpften Wünsche und Vorstellungen beider Eltern zunichte gemacht. Auch wenn die begonnene Entwicklung nicht mit der Geburt eines lebendigen Kindes fortgeführt werden kann, prägt die Entwicklung in der Schwangerschaft wesentlich die Verarbeitung des Verlustes:

Eine "... Schwangerschaft, vor allem die erste ..., ist ein Krisenpunkt in der Suche nach einer weiblichen Identität, denn es ist ein Punkt ohne Umkehr, ob das Baby am Ende der Zeit geboren wird, oder ob die Schwangerschaft durch Abbruch oder Fehlgeburt endet ... Es beinhaltet das Ende der Frau als eine unabhängige einzelne Einheit und den Beginn der unabänderlichen und unwiderruflichen Mutter-Kind-Beziehung" (Pines, 1972, S. 333, Übers. d. Verf.).

2 Trauer, pathologische Trauer und Depression nach Verlust einer nahestehenden Person

Wie kommt es, daß die menschliche Grunderfahrung von Abschied und Trennung in einem Fall zum Anstoß für persönliche Entwicklung und Reifung wird, im anderen eine schwere körperliche oder seelische Erkrankung nach sich zieht? Diese Kernfrage begleitet die Erforschung von Trauerprozessen seit ihren Anfängen. Angestoßen durch Freuds bahnbrechenden "Versuch ... das Wesen der Melancholie durch ihre Vergleichung mit dem Normalaffekt der Trauer zu erhellen" (1917, S. 420), gibt es eine lange Tradition psychoanalytischer Beiträge, die Trauer gegenüber depressiven Reaktionen als häufigster Komplikation von Trauerprozessen abzugrenzen versuchen. Neuere wissenschaftliche Studien geben die Unterscheidung von Trauer und depressiver Reaktion auf (Zisook & Shuchter, 1991).

Das DSM-IIIR, das einflußreichste psychiatrische Diagnosehandbuch, definiert Trauer als "ein vollständiges depressives Syndrom, ... mit Gefühlen der Depression und Nebenmerkmalen wie Appetitlosigkeit, Gewichtsverlust und Schlaflosigkeit. Die krankhafte Beschäftigung mit Gefühlen der Wertlosigkeit, verlängerte und ausgeprägte Funktionseinschränkungen und deutliche psychomotorische Verlangsamungen ... deuten darauf hin, daß die Trauer durch die Entwicklung einer Major depression (schwere Depression, d. Verf.) kompliziert wird." (1989, S. 295 f.).

Aber läßt sich Trauer wirklich als weniger schweres depressives Syndrom charakterisieren? Ist "Depression" eine notwendige Phase von Trauer, wie andere Autoren annehmen? Ist die "Notwendigkeit zu trauern" gar nur ein psychoanalytischer Mythos, wie Wortman und Silver (1989) behaupten? Demgegenüber vertrete ich im folgenden die Auffassung, daß es sich bei Trauer und Depression um *unterscheidbare* Reaktionsmuster auf einen Verlust mit unterschiedlichen physiologischen Veränderungen und Gesundheitsrisiken handelt. Zunächst wird hierzu ein Überblick über Erscheinungsformen und Verlauf von Trauerprozessen, körperliche Erkrankungen, sowie über depressive und Angsterkrankungen nach dem Tod einer nahestehenden Person gegeben. Klinische Kriterien für die Unterscheidung von Trauer und depressiver Verarbeitung werden aus psychoanalytischer Sicht formuliert. Da der Verlust einer nahestehenden Person weit gründlicher untersucht wurde, sollen dienen die hierbei gewonnenen Erkenntnisse helfen, Trauerprozesse nach dem Verlust einer Schwangerschaft und eines Babys besser zu verstehen.

2.1 Erscheinungsformen und Verlauf des Trauerprozesses

Trauer ist die normale und universelle Reaktion auf einen Verlust ("bereavement"). Festzustellen ist stets ein *Konflikt*, ein innerer Zwiespalt zwischen Aufgeben und Festhalten des Verstorbenen (des verlorenen "Objekts" im psychoanalytischen Sprachgebrauch), den Freud (1917) beschreibt:

"Die Realitätsprüfung hat gezeigt, daß das geliebte Objekt nicht mehr besteht, und erläßt nun die Aufforderung, alle Libido (seelische Besetzung, d. Verf.) aus ihren Verknüpfungen mit diesem Objekt abzuziehen. Dagegen erhebt sich ein begreifliches Sträuben ... Dies Sträuben kann so intensiv sein, daß eine Abwendung von der Realität und ein Festhalten das Objekts durch eine halluzinatorische Wunschpsychose ... zu stande kommt." Durch die schmerzhafte *Trauerarbeit* behält "... der Respekt vor der Realität den Sieg". Diese "wird nun im einzelnen unter großem Aufwand von Zeit und Energie durchgeführt und unterdes die Existenz des verlorenen Objekts psychisch fortgesetzt ... Jede einzelne der Erinnerungen und Erwartungen, in denen die Libido an das Objekt geknüpft war, wird eingestellt, überbesetzt und an ihr die Lösung der Libido vollzogen ... Tatsächlich wird aber das Ich nach der Vollendung der Trauerarbeit wieder frei und ungehemmt" (S. 430).

In anderen Worten besteht der Trauerprozeß darin, daß der Hinterbliebene noch einmal die gemeinsamen Erfahrungen mit dem Verstorbenen durchlebt und durchleidet. Dadurch ändert sich die innere Beziehung zum Verstorbenen, ebenso wie die gefühlshaften, kognitiven und körperlichen Anzeichen der Trauer. Der Trauerprozeß wird im allgemeinen in 3 bis 4 Phasen unterteilt. Diese schreiten aber nicht kontinuierlich voran, sondern überschneiden sich oder treten im Wechsel auf (vgl. Bowlby, 1987; Brown & Stoudemire, 1983; Lindemann, 1944):

- *"Schock"* ("Protest") dauert Stunden bis Tage: Der Hinterbliebene fühlt sich fassungslos ("das kann nicht wahr sein"), wie betäubt. Der Verlust erscheint unwirklich. Verleugnung dient vorübergehend dem Schutz vor unerträglichem Schmerz *("Anfangs dachte ich immer wieder, mein Mann ist gar nicht tot, er ist im Krankenhaus oder zur Kur")*. Inaktivität oder Lähmung können durch heftige Emotionen (panische Angst, Wut, selten auch Hochstimmung; Torok, 1983) unterbrochen werden. Weinen, ruhelose "suchende" Aktivität und Rastlosigkeit sind Versuche, die verlorene Person wiederzugewinnen, Ärger und Klagen auch Protest gegen das Verlassenwerden. Der Trauernde weint, empfindet vorübergehend wenig Bedürfnis zu schlafen oder zu essen, verspürt ein Engegefühl im Hals, Leere im Bauch und atmet seufzend.

• Beginnen Hinterbliebene anzuerkennen, daß der Verlust engültig ist (innerhalb von etwa 2 Wochen), folgt die intensive *Beschäftigung mit dem Verstorbenen* in Gedanken, Träumen und Tagträumen. Illusionäre Verkennungen *("In der Früh' höre ich immer die Schritte meines verstorbenen Mannes in der Diele")*, ein Gefühl der Gegenwart des Verstorbenen *("hatte nachts auf einmal das Gefühl, mein Kind steht neben mir")* und Zwiesprache mit ihm setzen die Beziehung zum Verstorbenen vorübergehend fort. Wie im Mythos von Orpheus und Eurydike dient das Zurückschauen und Erinnern dazu, den Verlust auch emotional anzuerkennen und sich allmählich von dem Verstorbenen zu lösen (Haas, 1990). Dies ist begleitet von *Traurigkeit* und Weinen, die in Wellen kommen, oft auch Selbstvorwurf über reale und vermeintliche Versäumnisse und Ärger. Die Welt erscheint leer, das Interesse an alltäglichen Dingen gemindert.

• Bei "normalem" Verlauf verringern sich diese Symptome in den ersten 6-12 Monaten. Von *"Auflösung"* spricht man, wenn der Hinterbliebene beginnt, Interessen (wieder) zu gewinnen oder neue Bindungen einzugehen. Er erwirbt die Fähigkeit, Erinnerungen ohne intensiven Schmerz, mit ihren angenehmen und enttäuschenden Seiten aufzusuchen, ohne daß sie zum Ersatz für reale Beziehungen werden (Rubin, 1984). Traurigkeit kann noch nach Jahren z.B. anläßlich von persönlich oder kulturell festgelegten Gedenktagen und Feiertagen wieder hervortreten (vgl. Clayton & Darvish, 1979). Manche Verluste (vor allem der Tod eigener Kinder oder der Verlust des Partners in höherem Lebensalter) werden nach den genannten Kriterien allerdings nie überwunden, und Traurigkeit kann lebenslang anhalten.

Erscheinungsformen von Trauer (*"grief"*) sind wesentlich durch kulturelle Institutionen und Erwartungen (*"mourning"*) geprägt (Aries, 1980). Geschlechtsunterschiede bestehen bspw. hinsichtlich des offenen Ausdrucks von Traurigkeit, der bei Männern in unserem Kulturkreis nach wie vor verpönt ist. *Trauerrituale* (Beerdigungszeremonie, Kleidung, Gedenktage) geben dem individuellen Trauerprozeß eine soziale Gestalt: Der Tod wird gemeinschaftlich anerkannt, die Erinnerung an den Verstorbenen bewahrt, und Hilfestellungen werden verfügbar. Allerdings verlieren sie mit der Verlagerung des Sterbens in die Isolation des Krankenhauses an Bedeutung (Baque', 1994).

Daß es bislang keine einheitliche Klassifikation von *pathologischer Trauer* gibt, hängt auch damit zusammen, daß das klinische Bild an sehr unterschiedlichen Patientengruppen beschrieben wurde. Meist wird angenommen (z.B. Bowlby, 1987;

Paulley, 1983), daß die Verarbeitung des Verlustes nicht in der idealtypisch beschriebenen Weise voranschreitet und so die Ablösung vom Verstorbenen gemieden wird. Der Hinterbliebene verharrt in einer der Trauerphasen, in einem Zustand ausbleibender oder geringer affektiver Reaktion (*verzögerte Trauer*), verleugnet den Verlust *("Ich verschiebe den Hausumbau, um auf meinen Sohn zu warten, der mir am besten helfen kann; ich kann mir nicht vorstellen, daß er wirklich tot ist")* oder dessen Bedeutung oder flüchtet sich in rastlose Überaktivität. Bei anhaltender (*chronischer*) Trauer ist oft eine komplexe Mischung aus Liebe zum verlorenen Objekt, Sehnsucht, Wut, Schuld-, Rachegefühlen, Vergeltungsangst und Wiedergutmachungswünschen festzustellen. Die Beziehung zum Verstorbenen wird unverändert durch alltägliche Rituale fortgesetzt. Grabbesuche und Zwiesprache mit dem Verstorbenen rücken in den Mittelpunkt des Lebens. Eine pathologische Trauer kann noch Jahre später selbst nach geringfügigen Verlusten in eine schwere depressive, Angstsymptomatik (vgl. Kap. 9) oder körperliche Erkrankung einmünden.

2.2 Gesundheitsrisiken und Erkrankungen

Groß angelegte *epidemiologische Studien* (House et al., 1988) belegen vielfältige gesundheitliche Schädigungen infolge von Trennung, Tod und sozialer Isolation:

- Der Verlust einer nahestehenden Person kann so unterschiedliche Erkrankungen wie Colitis ulcerosa, chronische Schmerzen, funktionelle Magen-, Darmerkrankungen, Zwölffingerdarmgeschwüre, Hypochondrie, Angstneurosen usw. auslösen (Weiner, 1992).
- Kurzfristig wird bei beiden Geschlechtern eine stark erhöhte *Mortalität* (Sterblichkeit) innerhalb der ersten Wochen nach Verlust des Partners beschrieben, die vorwiegend auf koronore Herzkrankheit (Erkrankung der Herzkranzgefäße) zurückgeführt wird. Bei Männern findet sich im ersten Jahr eine bis zu 50% erhöhte Mortalität, in den folgenden Jahren eine leicht erhöhte Sterblichkeit (Kaprio et al., 1987). Weitere Haupttodesursachen sind Suizid, Unfälle sowie Infektionskrankheiten. Helsing et al. (1981) fanden eine deutlich erhöhte Sterblichkeit bei Witwern zwischen 45 und 74 Jahren, vor allem wenn diese alleine lebten oder in ein Altenheim umgezogen waren. Bei Männern, die wieder heiraten, normalisiert sich die Mortalität weitgehend. Einzelne Untersucher stellen auch eine leicht erhöhte Sterblichkeit bei Witwen im 2. Jahr fest (Osterweis et al., 1987, aber nicht Helsing et al., 1981).

• Vor allem im ersten Jahr wird - auch gegenüber einer Kontrollgruppe (Clayton, 1990) - ein vermehrter Gebrauch von *Suchtmitteln* (Alkohol, Nikotin) und *Medikamenten* (Beruhigungs- und Schlafmittel) beobachtet, der wesentlich zu den längerfristigen gesundheitlichen Beeeinträchtigungen beiträgt. Gehäuft sind *Arztbesuche* und *Klinikbehandlungen* (Parkes & Brown, 1972; Zisook & Shuchter, 1985).

Über die *physiologischen Folgen* des Verlustes einer nahestehenden Person ist wenig bekannt. Leider wird in den gut abgesicherten epidemiologischen Untersuchungen nicht zwischen Trauer und depressiver Reaktion unterschieden. In ihrer sorgfältigen Pionierstudie beurteilten Wolff et al. (1964), wie Eltern das Sterben ihrer leukämiekranker Kinder psychisch verarbeiteten. Eltern, die diese extrem belastende Situation vergleichsweise gut bewältigten, hatten auch eine geringe 17-OHCS (Hydroxy-Kortikosteroid)-Ausscheidung im 24-Stunden-Urin als Ausdruck ihrer geringeren hormonellen Streßreaktion. In neueren psychobiologischen Studien (zusfd. Beutel, 1991; Weiner, 1992) ruft eine depressive Reaktion, nicht aber eine Trauerreaktion ungünstige hormonelle (u.a. erhöhtes Serumkortisol, Prolaktin) und immunologische Veränderungen (verminderte Mitogenstimulierbarkeit von Lymphozyten, NK-Zellaktivität) hervor. Diese ähneln physiologischen Veränderungen, die vor allem bei schwereren Depressionen nachzuweisen sind, wie vermehrte sympathische Aktivität, erhöhte Plasmakortisolkonzentration u.a. (Weiner, 1991). Paulley (1983) beobachtete, daß eine pathologische Trauer zahlreichen Autoimmunerkrankungen (v.a. einer rheumatoiden Arthritis) vorausgeht. Bei depressiven HIV-Infizierten sinkt die Zahl von CD4 Helferzellen rascher ab (verglichen mit nicht-depressiven; Kemeny et al., 1994).

Auch aufgrund zahlreicher klinischer Beobachtungen läßt sich vermuten, daß physiologische Veränderungen, die bei einer Trauerreaktion auftreten, keinen pathologischen Einfluß haben. Zur Entstehung von Krankheiten kommt es dann, wenn Depression, Angst und pathologische Trauer eintreten. Spezifische Erkrankungen (z.B. Herzinfarkt) treten bevorzugt auf, wenn bestimmte Krankheitsdispositionen vorliegen (z.B. eine unerkannte Erkrankung der Herzkranzgefäße).

2.3 Depressive und Angsterkrankungen

Gut gesichert ist die Bedeutung von Verlusten für die Auslösung schwerer und leichterer Depressionen (bei 60-90% nach Brown & Harris, 1986), vor allem wenn zusätzliche Vulnerabilitätsfaktoren (wie mangelnde soziale Unterstützung) hinzukommen. Neueren *Längsschnittstudien* zufolge entwickeln 24% bis 42% der Verwitweten in den ersten Monaten nach dem Verlust ihres Lebenspartners eine schwere Depression ("major depression"). Dieser Anteil nimmt im Laufe eines Jahres auf 16% bis 17% ab (Bornstein et al., 1973; Vachon et al., 1982) und übertrifft noch dann eine Kontrollgruppe mit lebenden Partnern (und einer Prävalenz von Major depression von 4%; Zisook & Shuchter, 1991). Gegenüber Kontrollgruppen aus der Allgemeinbevölkerung werden vermehrt Schlafstörungen, Erschöpfung, Störungen von Appetit und Gewichtsabnahme, Rastlosigkeit, Unentschlossenheit, Verlust von Interesse, u.U. anhaltender sozialer Rückzug, Konzentrationsstörungen, Schuldgefühle und eigene Todeswünsche berichtet (Parkes & Brown, 1972). Hinterbliebene mit einer ausgeprägten depressiven Reaktion in den ersten 1 bis 2 Monaten nach dem Verlust haben ein erhöhtes Risiko für eine längeranhaltende depressive Reaktion (Zisook & Shuchter, 1991; vgl. Parkes & Weiss, 1983).

Um herauszufinden, *welche* depressiven Symptome spezifisch für Verwitwete sind, verglich Clayton (1990) 34 Hinterbliebene mit einer nach Alter und Geschlecht vergleichbaren Gruppe stationärer depressiver Patienten. Depressive Patienten hatten doppelt so viele unterschiedliche depressive Symptome (15) wie Hinterbliebene (7): v.a. Gedanken, lieber tot zu sein, Suizidgedanken, motorische Verlangsamung und das Gefühl, für andere eine Last zu sein, Hoffnungslosigkeit, Wertlosigkeit und Verlust von Interesse an Freunden. Hinterbliebene weinten hingegen häufiger.

Viele Hinterbliebene (bis zu 25-44% nach Jacobs et al., 1990) reagieren mit *Angstsymptomen* (Panikstörungen, Agoraphobie und generalisierte Angst) auf ihren Verlust, und zwar mit oder ohne depressive Verstimmungen. Ängste richten sich meist auf die Zukunft, z.B. bestimmte Anforderungen nicht alleine zu meistern oder weitere Verluste zu erleiden.

Häufig äußern sich Ängste und depressive Verstimmungen vor allem in Form körperlicher Beschwerden, u.a. Magen-Darmstörungen mit Durchfällen, Übelkeit, Appetitlosigkeit und Gewichtsverlust, Stechen in der Brust und herzbezogene Todesängste, nervöse Atemstörungen (Hyperventilationstetanie) und Schwindel. Wird der Zusammenhang der funktionellen oder Somatisierungsstörungen mit der ungelösten Trauersymptomatik nicht erkannt, werden diese Patienten fälschlich diagnostiziert und behandelt.

2.4 Risiken für psychische und körperliche Erkrankungen

Risikomerkmale für Depressionen, Ängste und verschiedenartige körperliche Erkrankungen nach dem Verlust einer nahestehenden Person beinhalten v.a.

• *Todesart und -umstände*: unerwartet, unzeitig (z.B. Tod eigener Kinder), ungewöhnlich (z.B. gewaltsamer Tod, Suizid; Parkes & Weiss, 1983; Stroebe et al., 1988; Zisook & Shuchter, 1991),

• *Soziale Begleitumstände*: fehlende vertrauensvolle Beziehung zum Partner, niedrige soziale Schicht, 3 und mehr Kinder unter 14 Jahren im Haus (Brown & Harris, 1986), frühere Scheidung oder Verwitwung (Levav et al., 1988), geringe soziale Unterstützung (Nuss & Zubenko, 1992),

• *Merkmale der Beziehung* zum Verstorbenen: ängstlich-anklammernd oder ambivalent-konflikthaft (Parkes & Weiss, 1983), kurze Ehedauer (Clayton & Darvish, 1979),

• *Merkmale der Hinterbliebenen*: jung verwitwet (Zisook & Shuchter, 1991), geringes Selbstwertgefühl und internale Kontrollüberzeugung (Lund et al., 1985/6; Stroebe & Stroebe, 1991), ungelöste Verluste in Kindheit und Jugend (Bowlby, 1987; Brown & Harris, 1986; Paulley, 1983), eingeschränkte Fähigkeit, Gefühle auszudrücken, oder übermäßige Gefühlskontrolle *("Du darfst nicht weinen, sonst fangen die anderen auch noch an"*; Lindemann, 1944). Hinterbliebene mit einer *psychischen Vorerkrankung* (meist depressiven Verstimmungen) haben ein erhöhtes Risiko für eine depressive Reaktion (Clayton, 1990; Nuss & Zubenko, 1992; Zisook & Shuchter, 1991).

Die *Aussagekraft* der vorwiegend angelsächsischen Studien wird dadurch eingeschränkt, daß sie sich in der Regel auf *eine* bestimmte Form des Verlustes, den des männlichen Partners, beziehen. Dabei wird nur ein kleiner Teil (20% bis 50%) der Grundgesamtheit erfaßt. Aussagen über die Verarbeitung anderer Verluste, Reaktionen von männlichen Hinterbliebenen oder von Verwitweten mit höherem Lebenalter sind nur bedingt möglich. Zudem scheinen depressive Frauen eher zur Teilnahme an Interviews bereit, während depressive Männer vermehrt davor zurückschrecken (Stroebe & Stroebe, 1989/90).

2.5 Unterscheidung von Trauer und depressiver Reaktion

Wie lassen sich Trauer und depressive Reaktion auf einen Verlust unterscheiden? Das folgende Fallbeispiel (Beutel & Weiner, 1993) illustriert, wie ein Verlust, der nicht betrauert werden kann, zu einer Depression führt.

Herr A., ein 53jähriger, vorgealtert, etwas verlangsamt und wenig gepflegt wirkender Mann, stellt sich in der Poliklinik mit dem Wunsch nach einem Attest für das laufende Rentenverfahren vor. Eine starre Mimik und gebückte Körperhaltung kontrastieren zu einer deutlichen inneren Unruhe. Er wirkt niedergedrückt, weinerlich und verschlossen. Seine stereotypen depressiven Klagen kreisen einförmig um Krankheit, Beschädigung, Benachteiligung und Nutzlosigkeit, vor allem appellativ vorgebrachte ständige Schmerzäußerungen ("Druck auf der Brust, Arm wie abgeschnürt, Finger taub"), was beim Untersucher Gefühle von Lähmung, innerer Distanzierung und Ärger auslöst. Er grüble ständig über den plötzlichen Tod seines 17jährigen Sohnes vor 6 Jahren. Er fühle sich schuldig, weil er ihn kurz vor seinem Tode an einem akuten Herzversagen (infolge eines Virusinfekts) im Stich gelassen habe. Obgleich er betont, zu <u>diesem</u> Sohn ein besonders enges Verhältnis gehabt zu haben, gelingt es dem Untersucher nicht, sich ein lebendiges Bild von ihm zu machen. Zu erfahren ist, daß der Sohn den Vornamen des Patienten und dessen Vaters trug, sein Hobby (Imkerei) geteilt und den Patienten am besten verstanden habe.

Der Patient ist als dritter von vier Geschwistern aufgewachsen. Er habe den Vater erst mit 7 Jahren nach seiner Rückkehr aus dem Krieg kennengelernt. Da dieser noch eine Nebenerwerbslandwirtschaft betrieben habe, sei er für die Kinder wenig verfügbar gewesen. Dennoch habe er zu ihm (über die Imkerei) ein engeres Verhältnis gehabt als zur depressiven und ständig überforderten Mutter.

Statt Verluste zu betrauern, ersetzt er sie: Nach dem plötzlichen Herztod des Vaters ergreift er mit 14 Jahren den gleichen Beruf und wendet sich der Mutter zu, mit der er die Landwirtschaft weiterführt. Von ihr fühlt er sich jedoch in der Erbregelung gegenüber seinem älteren Bruder übervorteilt. Als die Mutter schwer erkrankt, lernt er seine Frau kennen und heiratet sie unmittelbar vor dem Tod der Mutter. Kurz darauf wird der Sohn geboren, dem er den Namen des Vaters gibt. Auf die Geburten seiner zwei weiteren Kinder reagiert er jeweils mit schweren psychosomatischen Erkrankungen (mehrfache Zwölffingerdarmeschwüre, weitgehende Entfernung des Magens), wohl Ausdruck intensiver und abgewehrter Neidgefühle. Auch über den Tod des Sohnes kann er nicht trauern. So begibt er sich wenige Monate danach in eine stationäre psychosomatische Behandlung. Dort beklagt er zwar seine körperlichen Schmerzen, zeigt aber laut Arztbericht "keine erkennbare Betroffenheit oder Trauer über den Tod seines Sohnes". Hinter dem Schuldgefühl, den Sohn im Stich gelassen zu haben, verbirgt sich massive Enttäuschung und Wut, von dem Sohn, der ihm am ähnlichsten und am nächsten schien, wie bei den früheren Verlusten im Stich gelassen worden zu sein. Indem er den geliebten und enttäuschenden Sohn nach seinem Tod durch Introjektion und Idealisierung vor dem eigenen Haß schützt, muß er sich selber angreifen und ist nicht in der Lage zu trauern. Zusätzlich sucht er im Rentenverfahren stellvertretend die Benachteiligung bei dem väterlichen Erbe rückgängig zu machen.

Tabelle 1 gibt eine Übersicht über klinische Unterscheidungsmerkmale zwischen Trauerreaktion und depressiver Reaktion. Diese wurden aus der psychoanalytischen Literatur und der klinischen Praxis gewonnen (Beutel & Weiner, 1993):

- Die neuere Affektforschung (Krause, 1991) bestätigt Beobachtungen, die Darwin bereits 1872 (1986) über Ähnlichkeiten in Ablauf und Ausdrucksformen von Trauer im Kulturvergleich, in der lebens- und stammesgeschichtlichen Entwicklung gemacht hatte. Kulturübergreifend äußert sich Traurigkeit *mimisch* durch Senkung der Mundwinkel, Heben des inneren Teils der Augenbrauen und Herunterziehen der Unterlippe. Darwin sah diese als Resultat des Dranges an, wie Kinder auf eine Trennung hin laut aufzuschreien und dessen Hemmung an. Bei depressiven Verstimmungen handelt es sich hingegen um einen komplexeren Gefühlszustand mit einer Mischung von Angst, Ärger, Bitterkeit und Ekel (Ellgring, 1989).
- Kaum Beachtung fand bisher die emotionale Reaktion, die beim Untersucher hervorgerufen wird (sog. *Gegenübertragung*), der eine diagnostische Schlüsselrolle zukommt: Der Trauernde weckt beim Untersucher Mitgefühl, Traurigkeit oder Peinlichkeit und vermag bei ihm eigene Trauer wiederzubeleben. Hingegen mischen sich in die Gegenübertragung (wie bei Herrn A.) mit zunehmender Schwere einer depressiven Reaktion Distanziertheit, Ungeduld oder Gereiztheit als Reaktion auf Negativismus, Selbstbezogenheit und Selbstmitleid (Schulte, 1961). Monoton wiederholte Selbstbezichtigungen, letztlich verdeckte Anklagen gegen die verlorene, enttäuschende Person, können beim Untersucher gleichfalls schwer erträgliche Gefühle von Macht-, Nutzlosigkeit, Hoffnungslosigkeit oder Ärger hervorrufen (vgl. Levin, 1967). Im Unterschied zu Trauernden entwickeln viele Depressive früh eine intensive, fordernde und anklammernde Übertragung an den Arzt oder Therapeuten (Jacobson, 1983; Will, 1994).
- Bei Trauer bestehen vorwiegend *gute*, kostbare *Erinnerungen* an den Verstorbenen. Sie rufen vor allem anfangs intensive Sehnsucht und Traurigkeit hervor, die in Wellen verläuft. Im Gegensatz dazu können anhaltende depressive Verstimmung, innere Leere, ausgeprägter Ärger oder Feindseligkeit Ursache oder Folge schlechter, *enttäuschender* Erinnerungen sein.

Tab. 1: Abgrenzung von Trauer und depressiver Reaktion nach dem Verlust einer nahestehenden Person

Trauer	Depressive Reaktion
• Universelle und spezifische mimische Ausdrucksmuster	Komplexe Mischung aus Angst, Bitterkeit, Ärger und Ekel
• Pat. weckt Mitgefühl und Traurigkeit	Pat. weckt Distanziertheit, Ungeduld, Gereiztheit
• Gute, kostbare Erinnerungen an Verstorbenen	Enttäuschende Erinnerungen oder Überschätzung des Verstorbenen
• Intensive Beschäftigung mit Verstorbenem	Selbstbezogen, Beschäftigung mit eigenem Leiden oder Selbstmitleid
• Welt erscheint leer	Selbst wertlos, leer erlebt
• Selbstvorwürfe (oft Scham) bezogen auf spezifische Versäumnisse	Selbstanklagen (Schuldgefühle) bzgl. Verfehlungen gegenüber Verstorbenem
• Vorübergehend verminderte Befriedigung	Vermindertes Interesse an geschätzten Aktivitäten und Freunden, Hemmung (Antrieb, Konzentration, Entscheidung)
• Zuversichtliche Zukunftsperspektive, Fähigkeit, Trost zu suchen	Hilflosigkeit, Hoffnungslosigkeit, Pat. ist untröstlich
• Trauer subjektiv als "normaler" Zustand erlebt	Betroffener fühlt sich "anders als sonst", "krank"

Das folgende *Fallbeispiel* zeigt, wie die verlorene Person nachträglich überschätzt wird, um Gefühlen der Enttäuschung Herr zu werden:

Eine 28jährige Patientin, die sich durch die Lebhaftigkeit ihres 3jährigen Sohnes überfordert gefühlt hatte, sagte einige Wochen nach seinem tragischen Tod an einer Krebserkrankung: "Mein Kind hat immer genau den Druck gespürt, unter dem ich stand. Mir zuliebe war er so gewissenhaft, reif und erwachsen."

Auslöser für aggressive Gefühle sind vielfältig und können sich auf die Erfüllung von Todeswünschen oder Anklagen gegen die verlorene Person beziehen (Fenichel, 1977): *"Du hast mich im Stich gelassen", "Du hast mit Deinem Weggehen mein Leben zerstört"*. Nehmen Aggressionen überhand, "... mischen sich Feindseligkeit und Depression der Traurigkeit bei" (Jacobson, 1983, S. 112). Dabei sind Enttäuschung, Wut oder auch Todeswünsche gegenüber dem Verstorbenen dem Depressiven nicht bewußt.

• Der Trauernde *beschäftigt sich intensiv mit der verlorenen Person*: "Ein trauriger Mensch weiß, wen (oder was) er verloren hat und sehnt sich nach seiner (oder dessen) Rückkehr" (Bowlby, 1987, S. 317). Trauer ist nach Smith (1971) ein "Bekenntnis der Liebe zum Verstorbenen", während Depression oft unpersönlich erscheint (*"Es drückt mich nieder"* statt *"Ich trauere um ..."*). Da bei einer depressiven Reaktion oft nicht klar erkennbar ist, was verloren wurde, spricht Freud (1917, S. 431) von einem "... dem Bewußtsein entzogenen Objektverlust". Oft tritt an die Stelle der Auseinandersetzung mit der verlorenen Person die Beschäftigung mit *eigenem Leiden* und *Selbstmitleid*: *"Mir ist vorbestimmt, daß mein Leben schwer verläuft", "Bin immer derjenige, der im Leben leiden muß ... anderen geht es gut, ohne zu leiden"*. Dadurch wird die Loslösung von dem Verstorbenen gemieden (Smith, 1971): Wie *Herr A.* spricht der Depressive vor allem von sich.

• Für Freud ist "... eine außerordentliche Herabsetzung seines Ichgefühls, eine großartige Ichverarmung" Kennzeichen der Melancholie: "Bei der Trauer ist die Welt arm und leer geworden, bei der Melancholie ist es das Ich selbst" (1917, S. 431). Der Depressive, nicht aber der Trauernde erlebt sich selbst als leer, schlecht, wertlos, unfähig oder verachtungswürdig (Jacobson, 1983, S. 111): *"Am schlimmsten ist der Verlust von Selbstachtung ... fühle mich durch und durch schlecht"*.

• Das Durchgehen und Bewerten des eigenen Verhaltens und der Gefühle gegenüber dem Verstorbenen, vor allem im Zusammenhang mit den Ursachen und Umständen des Todes erscheint regelmäßig im Laufe der Trauer. Dabei entstehen Selbstvorwürfe über *spezifische* Versäumnisse, in einer bestimmten Situation nicht genug für den Verstorbenen getan zu haben: *"Ich habe meinem Mann nicht einmal lebwohl gesagt"*. Quälende, anhaltende Selbstanklagen bzgl. eigener Verfehlungen und Schuldgefühle (*"Mein Sohn mußte sterben, weil ich ihm keine Lebensfreude geben konnte"*) blockieren die Trauerarbeit. Hinter den Selbstanklagen sind oft Anklagen gegen den Verstorbenen zu erkennen. Die Wendung gegen die eigene Person soll ihn vor der Enttäuschung und Wut des Hinterbliebenen schützen. Unbewußt kann die Beschäftigung mit Anklage und Bestrafung kann von dem Verlust ablenken und eine irrationale Hoffnung erhalten, den Verlust ungeschehen zu machen, falls er sich als unverdient erweist (Smith, 1971).

• Da die intensive Auseinandersetzung mit dem Verstorbenen im Rahmen der Trauerarbeit verfügbare Energien vermindert, sind Interessen und soziale Bezüge vorübergehend eingeengt. Die Befriedigung bei zuvor hochgeschätzten Aktivitäten ist vermindert, wenn diese schmerzliche Erinnerungen an das Verlorene wecken. Anhaltende Beeinträchtigung gewohnter Interessen, Aktivitäten und Leistungsfähigkeit, vor allem aber eine ausgeprägte Antriebshemmung (Clayton, 1990), deuten hingegen eher auf depressive Zustände. *Generalisierte Hemmungen* können eintreten, wenn schwerwiegende Ambivalenzkonflikte vorliegen und dazu dienen,"... Feindseligkeit von der Welt (dem Liebesobjekt) abzuwenden" (Jacobson, 1983, S. 131). Somit wird zugleich der Schmerz abgestumpft: *"Ich fühle mich auch wie tot".*

• Bei Trauer besteht im allgemeinen *Hoffnung* auf Erholung bzw. Überwindung des Zustandes. Diese gründet sich sowohl auf die Wiedergewinnung von verinnerlichten "guten" Erfahrungen mit der Bewältigung früherer Trennungssituationen (Klein, 1940) als auch auf die Möglichkeit des Trauernden, bei anderen Trost zu suchen: Der Trauernde "... glaubt irgendwo in seinem Innern, mit der Zeit und mit Unterstützung werde er fähig sein, sich wieder zu erholen, und sei es nur ein wenig" (Bowlby, 1987, 317): *"Es sind alle auf mich zugegangen, und das hat mir schon geholfen ... ich muß immer weinen, wenn ich darüber spreche, aber hinterher fühle ich mich etwas leichter".* In depressiven Zuständen hingegen erscheint das Ich *hilf- und hoffnungslos*, ohnmächtig, mutlos und resigniert. Der Depressive fühlt sich nicht nur unfähig, das sehnlichst erwünschte Liebesobjekt und damit verbundene Wünsche oder Ziele zu erreichen, sondern oft auch, irgendetwas zu erreichen (Bibring, 1953; Will, 1994). Das Festhalten an den depressiven Verarbeitungsmustern (z.B. Selbstanklagen, -mitleid, latente Feindseligkeit und generalisierte Hemmung) kann hilfreiche Bemühungen anderer entmutigen oder den Depressiven seinerseits daran hindern, Trost anzunehmen:

> *"Mein Mann versteht meinen Kummer nicht, und ich kann es ihm nicht mitteilen ... niemand versteht mich ... Ich wurde wie immer alleingelassen".*

• Trauernde sehen ihren Zustand als *"normal"* an und akzeptieren vorübergehende Einbußen an Interessen oder verminderten Schlaf als natürliche Folge der Auseinandersetzung mit ihrem Verlust. Depressive Menschen haben das Gefühl, sich verändert zu haben, *nicht mehr* "wie sonst" zu sein und fühlen sich häufig "krank", leidend oder besonders hilfsbedürftig (Clayton, 1990): *"Es ist ein Schatten über meinem Leben".*

Nach psychoanalytischem Verständnis spielt das Schicksal der angewandten *Identifikations- und Introjektionsvorgänge* eine entscheidende Rolle für die Verarbeitung eines Verlustes. Dies soll durch die folgende Fallvignette illustriert werden (vgl. Beutel & Weiner, 1993):

Nach dem überraschenden Tod ihres wesentlich älteren, krebskranken Mannes entwickelte eine 50jährige Witwe (Frau B.) ähnliche Symptome und Züge wie ihr Mann, die sie an ihm teils gefürchtet, teils ihm unerbittlich vorgeworfen hatte: Appetitlosigkeit und rapider Gewichtsverlust, Konzentrationsstörungen, Hyperventilation, frühmorgendliches Erwachen zum Zeitpunkt des (von ihr gehaßten) Wechselns der Nahrungsinfusionen. Sie verlor ihre verbale Schlagkräftigkeit, zog sich zurück und nahm die gleichen durchblutungsfördernden Medikamente wie ihr verstorbener Mann. Hinter den Selbstanklagen, ihn zu wenig liebevoll behandelt zu haben, lassen sich zunehmend Klagen über ihren Mann erkennen: daß er sie verließ, indem er als Arzt die Krankheit bis in ein inoperables Stadium verheimlichte und sie durch seine Ansprüche völlig überforderte. Es handelt sich um eine globale Identifikation mit ihrem Mann, die unbewußt viele, auch abgelehnte Eigenschaften und Krankheitssymptome übernimmt.

Indem es gelingt, tiefere Ambivalenzkonflikte zu bearbeiten, in denen sie bereits früher in ihrer Ehe Enttäuschung und Wut auf ihren Mann aus Angst vor Liebesverlust gegen sich richtete, ändert sich der Charakter der Identifikation. Für sie bedeutet es eine bestürzende Einsicht, daß sie sich kaum selbst etwas gönnen konnte, vielmehr bedürftige und kranke Bezugspersonen (Eltern, Mann) in zwanghafter Weise umsorgte und auf diesem Wege Zuwendung erlangte. Daß sie schließlich stolz berichtet, wie sie sich an dem erstmals in ihrem Leben selbst gekauften Schmuck erfreut, kann als Identifikation mit den generösen Aspekten ihres verstorbenen Mannes verstanden werden, der ihr Schmuck schenkte und sich an ihrem Anblick freute. Diese Form der Identifikation ist selektiv und reifer und deutet bereits auf einen Verarbeitungsvorgang hin.

Viele körperliche Symptome Hinterbliebener gehen auf eine Identifikation mit dem Verstorbenen zurück, die sich auch durch Übernahme von charakteristischen Verhaltensweisen oder Einstellungen äußern kann. Durch den Abwehrmechanismus der *Identifikation* wird das Selbst nach dem inneren Bild der verstorbenen Person verändert (zur Abgrenzung zum unreiferen Abwehrmechanismus der Introjektion, bei dem das Bild der verstorbenen Person nicht in das Selbst integriert wird und daher wie ein "Fremdkörper" bleibt, vgl. Beutel & Weiner, 1993).

Freud erklärte die Neigung Depressiver zur Identifikation mit dem Verstorbenen dadurch, daß diese Menschen sehr auf das Liebesobjekt angewiesen sind, zu dem sie zugleich unbewußt auch sehr ablehnende, ärgerliche oder wütende Gefühle haben. Kommt es bei Enttäuschung oder Verlust zur Identifizierung mit dem aufgegebenem "Objekt", werden Wut und Enttäuschungsgefühle gegen die eigene Person gewendet (Freud, 1917):

"Der Schatten des Objekts fiel so auf das Ich, welches nun von einer besonderen Instanz wie ein Objekt, wie das verlassene Objekt, beurteilt werden konnte. Auf diese Weise hatte sich der Objektverlust in einen Ichverlust verwandelt, der Konflikt zwischen dem Ich und der geliebten Person in einen Zwiespalt zwischen der Ichkritik und dem durch Identifizierung veränderten Ich" (435).

Zwiespältige, Liebes- und Haßgefühle gegenüber dem Verstorbenen begünstigen eine undifferenzierte, globale, *"disruptive" Identifikation* mit dem ambivalent besetzten Objekt (z.B. die Brustschmerzen von *Herrn A.*; Jacobson, 1983; Volkan, 1981). Wie in dem Fallbeipiel werden oft gerade die Eigenschaften übernommen, die am Verstorbenen beklagt werden. Der Übergang vom depressiven Typus der Identifikation zur selektiven Identifikation, die der Bewältigung eines Verlustes dient, ist in Hinterbliebenentherapien (*Frau B.*) zu beobachten. Findet eine Identifikation mit bestimmten, geschätzten (ich-syntonen) Merkmalen des Verstorbenen statt (z.B. Fortführung begonnener Lebensaufgaben des Verstorbenen), kann dies zu einer Bereicherung oder Erweiterung von Selbstbild und Ich-Funktionen führen.

Nach psychoanalytischer Erfahrung kann die *Fähigkeit zu trauern* beeinträchtigt sein durch eine *orale Fixierung*, ein starkes Bedürfnis, körperliche und seelische Nahrung und Zuwendung passiv aufzunehmen. Dies ist häufig gekoppelt mit mangelnder Toleranz für Versagungen und Enttäuschungen (Fenichel, 1977; Eicke-Spengler, 1977), wesentliche Merkmale von Personen, die zur Entwicklung von Depressionen neigen. Menschen mit mangelhafter Reifung von *Ich-Ideal* und *Über-Ich* sind in besonderem Maße angewiesen auf die reale und ständige Verfügbarkeit idealisierter Personen für Wohlgefühl, Sicherheit und Selbstachtung angewiesen, da ihnen die Sicherheit aufgrund verinnerlichter, stabiler und positiver Beziehungserfahrungen (sog. gute innere Objekte; Jacobson, 1983) fehlt. Sie können sich ebenso schwer trennen wie Menschen, die nicht gelernt haben, zwischen sich und anderen Personen zu unterscheiden, die sie als sich völlig ähnlich erleben.

2.6 Schlußfolgerungen

Der Verlust, aber auch die Trennung von einer nahestehenden Person ist ein wesentlicher Risikofaktor für depressive Erkrankungen, für Angst, verschiedenartigste körperliche Krankheiten, Medikamenten- und Suchtmittelmißbrauch und eine erhöhte Sterblichkeit. Risikomerkmale sind v.a. ein unerwarteter Verlust ohne Möglichkeit der Vorbereitung, mangelnde soziale Unterstützung, eine zwiespältige, konflikthafte Beziehung zum Verstorbenen, psychische Vorbelastungen oder ungelöste frühere Verluste.

Trauer und depressive Reaktion auf einen Verlust lassen sich mit einer Reihe von klinischen Kriterien unterscheiden. Nach unserer Erfahrung können Trauer und depressive Reaktion auch kombiniert auftreten. Andere Reaktionen auf einen Verlust sind Angst und körperliche Beschwerden, die in funktionelle Störungen (Somatisierung) einmünden können. Im *Verlauf* können Übergänge (vor allem von pathologischer Trauer zu Depression) beobachtet werden. Die *Abgrenzung* von Trauer und Depression ist von großer Bedeutung, da nach den bisherigen Erkenntnissen gravierendere physiologische Veränderungen nur dann zu erwarten sind, wenn ein Verlust nicht betrauert wird, sondern depressive Reaktion, Angst oder pathologische Trauer hervorruft. Vermutlich kommt es dann zu Erkrankungen und erhöhter Sterblichkeit. Der vielfach erhärtete Zusammenhang zwischen Verlust, Krankheit und Sterblichkeit wird durch depressive Reaktion und Angst vermittelt. Die spezifische Art der Erkrankung hängt von anderen Faktoren (z.B. individuelle Risikomerkmale, genetische Einflüsse) ab.

Trauer ist ein schmerzhafter, komplexer Prozeß der Auseinandersetzung mit dem Verlust (z.B. mit Sehnsucht, Erinnerungen), der der allmählichen Ablösung vom Verlorenen dient. Sie schreitet allmählich von Phasen des Schocks, der intensiven Beschäftigung mit dem Verstorbenen, zur Auflösung. Zentral ist der Affekt der Traurigkeit, oft verbunden mit dem Gefühl der Einsamkeit und dem Gefühl, daß die Welt leer ist. Das Ausmaß des Schmerzes entspricht dem persönlichen Wert des Verlorenen. Für die Bewältigung eines Verlustes und psychisches Wachstum kann die Entwicklung einer selektiven, letztlich bereichernden Identifikation mit geschätzten Merkmalen des Verstorbenen eine große Rolle spielen. Die Traurigkeit teilt sich dem Untersucher mit, der mitfühlt. Ein wichtiger Grund dafür, daß Trauer im ärztlichen Gespräch oft gemieden oder eine Trauersymptomatik verkannt wird, liegt darin, daß der Umgang mit Trauernden eigene, ungelöste Trauer beim Gesprächspartner wachrufen kann.

Die Durcharbeitung dieser Gefühle ist schmerzhaft und konflikthaft. Gemeinsam ist verschiedenen Formen *pathologischer Trauer*, daß Hoffnung auf Erhaltung oder Wiederherstellung der Beziehung fortbesteht und so die Auseinandersetzung mit belastenden Gefühlen, Hoffnungslosigkeit und Depression vermieden wird. Eine *"verzögerte Trauer"* kann noch viele Jahre später durch einen vergleichsweise unbedeutend erscheinenden Verlust ausgelöst werden. Das innerliche und äußerliche Festhalten an dem Verstorbenen bei *chronischer* Trauer vollzieht sich um den Preis eingeengter Wahrnehmung, Denken, Fühlen und vor allem der Liebesfähigkeit.

Eine *depressive Reaktion* geht mit Gefühlen von Niedergeschlagenheit, Mutlosigkeit, Verzweiflung, oft auch Hilf -, Hoffnungslosigkeit, Ärger, quälenden Schuldgefühlen einher, und das Selbst wird als leer empfunden. Diese sind begleitet von Schlafstörungen, veränderter Nahrungsaufnahme, etc. Schmerzliche Aspekte des Verlustes (der Unwiderruflichkeit, der Unvermeidlichkeit von Verlusten; Smith, 1971) werden häufig vermieden oder verleugnet. Daß eine anfängliche depressive Reaktion auf einen Verlust ein hohes Risiko für länger anhaltende Depressionen birgt, zeigt, daß eine depressive Reaktion im Unterschied zu Trauer die erforderliche Auseinandersetzung mit dem erlittenen Verlust blockiert.

Therapeutisch erscheint die Abgrenzung von Trauer und depressiver Reaktion unter verschiedenen Aspekten wichtig: Trauernde ohne Depression suchen vermutlich nur in seltenen Fällen um psychiatrische oder psychotherapeutische Hilfe nach, da sie ihren Zustand als "normale" Folge ihres Verlustes erachten. Eine medikamentöse Therapie (mit Antidepressiva oder Anxiolytika) kann den normalen Verlauf von Trauer blockieren (Worden, 1987). Mangelndes Ansprechen auf die Behandlung sollte bei Depressiven Anlaß geben zur Prüfung, ob sich dahinter eine ungelöste Trauersymptomatik verbirgt. Selbst dann, wenn depressive Reaktionen auf einen Verlust hin erfolgen, ist es wichtig, die Gründe für die Unfähigkeit zu trauern einschließlich der o.g. Risikofaktoren zu ermitteln. Um die Trauerarbeit zu ermöglichen, ist es erforderlich, mit dem Patienten sorgfältig konkrete Umstände und Bedeutung des Verlustes, die Beziehung zum Verstorbenen und Reaktionen auf den Verlust durchzugehen. Innerhalb der vertrauensvollen Arzt-Patient-Beziehung wirkt dieses Vorgehen der Hilf- und Hoffnungslosigkeit des Patienten entgegen und stärkt sein Selbstvertrauen, die damit verbundenen schmerzlichen Affekte auszuhalten. Der Erwerb der Fähigkeit zu trauern kann die Überwindung von Depressionen signalisieren.

3 Verarbeitung der Fehlgeburt

Im Unterschied zum Verlust einer nahestehenden Person wird die Fehlgeburt in der medizinischen Versorgung und im sozialen Umfeld noch kaum in ihrer Tragweite anerkannt. Nach einer kurzen Erläuterung medizinischer Ursachen werden seelische Folgen und Bewältigung aufgrund der Literatur und eigener Untersuchungen dargestellt; besonderes Augenmerk gilt dabei der Unterscheidung von Trauerreaktion und depressiver Reaktion.

3.1 Häufigkeit und Ursachen

Fehl- und Totgeburt werden im deutschen und englischen Sprachgebrauch unterschiedlich und mit fließenden Übergängen definiert. Von *Fehlgeburt* ("miscarriage") oder *Spontanabort* ("spontaneous abortion") spricht man nach der Definition der WHO (Smith, 1988), wenn das Gewicht des Feten weniger als 500 Gramm beträgt. Der häufig gebrauchte Begriff "Abgang" erscheint problematisch, da er die doppelte Bedeutung von Verlust, Sterben, Tod und "... Ausscheidung (z.B. von Nierensteinen od. Sekret)" hat (Wahrig, 1991, S. 124). Ab einem Geburtsgewicht von 500 Gramm (jenseits der 22.-24. Woche) spricht man von einer *Totgeburt* ("stillbirth") oder "intrauterinem Fruchttod". Andere Autoren (Niswander, 1981; Schauer, 1992) und zahlreiche psychologische Arbeiten ziehen die Grenze bei der 20. Woche, die auch hier zugrundegelegt wird (Kap. 5.1).

Aufgrund unterschiedlicher Definitionen und Studienkriterien schwanken Angaben zur Häufigkeit (Inzidenz) von *Fehlgeburten* sehr. Mindestens 30% aller Schwangerschaften, die durch einen Schwangerschaftstest (Schwangerschaftshormon hCG) nachgewiesen werden können, gehen verloren. Da etwa 2/3 der Schwangerschaftsverluste unbemerkt stattfinden (als verzögerte oder verstärkte Menstruationsblutung), hängt die festgestellte Aborthäufigkeit davon ab, wie früh und genau ein Schwangerschaftstest durchgeführt wurde. In der bayerischen Perinatalerhebung von 1987 (Weber et al., 1990) gaben nach der Entbindung 12% der Frauen an, bereits eine Fehlgeburt gehabt zu haben, 3% mehrere. Umfassende prospektive Studien berichten höhere Raten von Fehlgeburten (22 bis 24% nach Smith, 1988). Der Tod des Embryos wird meist zwischen der 8. und 12. Schwangerschaftswoche festgestellt, liegt aber oft Wochen vor diesem Zeitpunkt ("missed abortion"). War der Herzschlag des Embryos bereits im Ultraschall zu erkennen, beträgt die Wahrscheinlichkeit eines Abortes weniger als 5% (Simpson, 1993). Die erforderliche Behandlung besteht in der Kürettage (sog. "Ausschabung"), jenseits der 14. Woche wird die Geburt eingeleitet.

Als *Hauptursache* des Spontanaborts werden in 50 bis 60% der Fälle zufällige chromosomale Fehlbildungen angenommen (Smith, 1988). Bei 10% wird kein Embryo nachgewiesen (sog. "Windei"). Weitere Ursachen sind immunologische Unverträglichkeit, Infektionen, Stoffwechselkrankheiten der Mutter, Uterusfehlbildungen, Umweltfaktoren und psychische Belastungen (Coste et al., 1991). Das Abortrisiko steigt deutlich mit zunehmendem Lebensalter. Weitere Faktoren sind Nikotin-, Alkohol-, und Koffeinkonsum während der Schwangerschaft (Carson, 1993; Verp, 1993). Da eingehendere pathologische Untersuchungen in der Regel nur bei habituellen (mindestens drei) Aborten durchgeführt werden, bleibt für die Betroffenen meist die Ursache ihrer Fehlgeburt unklar.

Aufgrund neuerer Daten wurden Vorstellungen vom *"habituellen Abort"* revidiert. Mittlerweile geht man bei Frauen, die bereits eine Lebendgeburt hatten, von einem Risiko von 25-30% für einen erneuten Abort aus. Mit 40-45% ist das Risiko am höchsten bei Frauen mit mindestens 2 Aborten ohne Lebendgeburt (Carson, 1993). Um die vielfältigen, möglichen Ursachen zu prüfen, wird für Frauen mit habituellem Abort eine endokrinologische, immunologische und humangenetische (bei beiden Partnern) Diagnostik sowie eine Abklärung von Uterusfehlbildungen, Stoffwechselerkrankungen, physischen und psychischen Streßfaktoren empfohlen. Dies erbringt aber nur bei einem Teil der Patientinnen eindeutige pathologische Befunde (Heine et al., 1989; Stray-Pedersen & Stray-Pedersen, 1988).

Von *psychologischer* Seite wurden in den 50er und 60er Jahren Untersuchungen über den Einfluß seelischer Faktoren auf die Entstehung habitueller Aborte und deren psychotherapeutische Behandlungsmöglichkeiten durchgeführt. Diese genügen aber in der Mehrzahl heutigen wissenschaftlichen Anforderungen nicht mehr (Kap. 9.1). Als Beleg für die Wirksamkeit psychologischer Faktoren bei der Behandlung habitueller Aborte wird oft die neuere Studie von Stray-Pedersen und Stray-Pedersen (1988) mit 408 Frauen zitiert.

Teilnehmerinnen hatten 3 bis 13 Aborte erlitten, meist in den ersten drei Monaten der Schwangerschaft. 3 bis 6 Monate nach dem letzten Abort ergaben sorgfältige Untersuchungen bei 50% auffällige Befunde (Uterusfehlbildung, Zervixinsuffizienz, Infektion, etc.), die jeweils behandelt wurden. Bei 116 Frauen ohne medizinischen Befund wurde in der folgenden Schwangerschaft eine Behandlung mit *"tender loving care"* ("sanfte und liebevolle Behandlung") durchgeführt. Diese bestand, angelehnt an Javert (1958), aus wöchentlichen medizinischen und Ultraschalluntersuchungen mit psychologischer Unterstützung. Den Frauen wurde geraten, bis 3-4 Wochen nach der "kritischen" Schwangerschaftswoche, in der sich frühere Aborte ereignet hatten, schwere Arbeit, Reisen und Geschlechtsverkehr zu vermeiden. Möglicherweise nicht ganz vergleichbar, wurden 42 Frauen als Kontrollgruppe genommen, die aus Gründen räumlicher Entfernung keine Behandlung erhielten. 85% der Frauen, die diese Behandlung erhalten hatten und 81% der zusätzlich medizinisch behandelten Frauen hatten erfolgreiche Schwangerschaften, während die Erfolgsrate bei den Nichtbehandelten mit 36% signifikant geringer war.

3.2 Ein häufiger und wenig beachteter Verlust

Aus klinischer Sicht ist die Kürettage ein kurzer, komplikationsarmer Eingriff, der keine ambulante Nachuntersuchung durch Klinikarzt oder Hebamme erfordert. Verbreitet bleibt die Vorstellung, es sei in der frühen Schwangerschaftsphase, in der weder körperliche Veränderungen sichtbar noch Kindsbewegungen spürbar sind, nicht mit einer intensiven Bindung an das heranwachsende Kind zu rechnen (Ballou, 1978).

Erst 1980 berichteten Peppers und Knapp eingehend über Trauerreaktionen nach einer Fehlgeburt. Neuerdings zeigen eine Reihe von Studien, daß viele Frauen auf die Feststellung der Fehlgeburt emotional betäubt, enttäuscht und aufgewühlt reagieren und es schwer finden zu glauben, daß sie nicht mehr schwanger sind. Häufig sind Weinerlichkeit, Reizbarkeit und Ärger. Für die meisten Frauen ist es in den ersten Wochen danach belastend, Schwangere und Babys zu sehen (Friedman & Gath, 1989). Viele Frauen beschäftigen sich intensiv mit der Frage nach der *Ursache* des Abortes; bis zu 2/3 berichten z.T. ausgeprägte *Schuldgefühle*. Besonders belastend ist die Befürchtung, keine Kinder mehr bekommen zu können (Seibel & Graves, 1980). Rückblickend geben Frauen an, sie hätten durchschnittlich vier bis sechs Monate gebraucht, um über den Verlust hinwegzukommen (Day & Hooks, 1987; Läpple & Krumbacher, 1988).

Es ist ein breites Spektrum von Reaktionen zu beobachten: *Verzögerte Trauer* kann sich u.a. in sexuellen Störungen, Unterleibskrämpfen und -schmerzen ausdrücken und anläßlich des Jahrestags des Aborts, des errechneten Geburtstermins (Anniversary-Reaktion), von gynäkologischen Untersuchungen oder Eingriffen einsetzen (Condon, 1986). Von *chronischer* Trauer geht Condon aus, wenn diese innerhalb von 6 bis 9 Monaten nach der Fehlgeburt nicht abnimmt, sondern bedrängende Erinnerungen, Alpträume vom Abort, Vermeidung von schwangeren Frauen oder Babys weiter das Lebensgefühl beeinträchtigen.

In einer der vier systematischen Studien untersuchten Friedman und Gath (1989) 67 konsekutive Patientinnen 4 Wochen nach ihrer Fehlgeburt mit dem PSE (Present Status Examination), einem psychiatrischen Fremdbeurteilungsverfahren. Immerhin 48% stuften sie als psychiatrische Fälle ein, häufiger als in der Durchschnittsbevölkerung. Selbsteinschätzungen der Patientinnen ergeben einen geringeren Anteil mit 24% geringgradigen bis mäßigen Depressionen im BDI (Beck Depressionsinventar).

Neugebauer et al. (1992) befragten 382 Frauen telefonisch mit Hilfe einer psychiatrischen Skala (CES-D; Center for the Epidemiological Study of Diseases). Etwa 90% hatten eine Fehlgeburt erlitten, die übrigen eine Totgeburt oder Eileiterschwangerschaft. Gegenüber 283 Schwangeren (20.-27. SSW) und 318 Frauen aus der Durchschnittsbevölkerung waren diese Frauen 2 Wochen nach dem Verlust vermehrt depressiv. Der Anteil der Frauen mit ausgeprägten Depressionen geht nach 6 Wochen von 36% auf 12% zurück und unterscheidet sich nicht mehr von den Kontrollgruppen. Da die *einmalig* nach 6 Wochen und 6 Monaten interviewten Frauen erhöhte Werte hatten, vermuten die Autoren, daß das ausführliche (1½ bis 3-stündige) Telefoninterview unbeabsichtigte, günstige therapeutische Effekte gehabt haben könnte.

Toedter et al. (1988) befragten 138 Frauen 6 Wochen nach Fehl-, Totgeburt bzw. Eileiterschwangerschaft. Nach ca. 1 und 2 Jahren konnten 71% bis 77% erneut befragt werden. Befinden in der vorausgegangenen Schwangerschaft und psychische Vorbelastungen entsprachen der Kontrollgruppe von 317 Schwangeren. Die eigens entwickelte *Perinatal Grief Scale* beruht auf dem Texas Revised Inventory of Grief (Zisook & Shuchter, 1985). Sie mißt mit drei faktorenanalytisch gewonnenen Skalen, die hoch miteinander korrelieren: (1) *"Aktive Trauer"* mit schmerzlicher Erinnerung, Verlangen bzw. Sehnsucht nach dem toten Baby, (2) *"Schwieriges Verarbeiten"* mit Schwierigkeiten im Umgang mit alltäglichen Aktivitäten und anderen Menschen und (3) *"Verzweiflung"*, Gefühle von Wertlosigkeit, Schuld, Verwundbarkeit und Pessimismus. Aktive Trauer wird als "normale" Reaktion auf den Verlust angesehen, die übrigen Skalen als pathologische Reaktionen, kennzeichnend für zunehmende Depressionen. Vor allem die meistverwendete Kurzform der PGS (mit 33 Items) ist kaum gegen Depressivität abzugrenzen (Korrelationskoeffizient r zwischen .79 und .81; Beutel et al., 1995 b; Potvin et al., 1989).

"Aktive Trauer" ist im Mittel höher als "Schwieriges Verarbeiten" und "Verzweiflung" und nimmt vor allem im Laufe des ersten Jahres ab, während die übrigen Skalenwerte konstant bleiben. Nach 2 Jahren berichten Frauen mit längerer Schwangerschaftsdauer größere "aktive Trauer" und beschäftigen sich mehr mit dem verlorenen Kind (Stinson et al., 1992); Verzweiflung bleibt bei mangelnder familiärer Unterstützung erhöht.

In einer eigenen Studie (Beutel et al., 1992; 1993) erlebte die Mehrzahl von 86 Patientinnen ihre Fehlgeburt als gravierenden Verlust. Immerhin 20% der Betroffenen entwickelten ausgeprägte körperliche Beschwerden, depressive und Angstreaktionen im folgenden Jahr. Diese bestehen vielfach noch nach 2 Jahren und in einer neuerlichen

Schwangerschaft fort (Deckardt et al., 1994). Wie in den anderen Studien (Friedman & Gath, 1989; Neugebauer et al., 1992) läßt die verwendete Perinatal Grief Scale allerdings keine Abgrenzung gegenüber einer depressiven Reaktion zu.

Bei der *medizinischen Versorgung* beklagen bis zu 40% der Frauen mangelnde Gesprächsmöglichkeiten mit Ärzten, hastige und unpersönliche Behandlung in der Klinik (Helström & Victor, 1987). Nach der Klinikentlassung fühlen sich viele Frauen alleingelassen mit ihren Fragen nach der Ursache des Aborts und verwirrt über ihre eigene, unerwartet heftige Reaktion. Informationen, die in der emotional sehr belastenden Krankenhaussituation gegeben wurden, werden nach Entlassung nicht mehr erinnert. 70% wünschen daher genauere Information über Ursachen des Aborts, die Hälfte ein verbindliches Nachgespräch in der Klinik. Zum Gefühl, alleingelassen worden zu sein, trägt bei, daß etwa ein Viertel auch keinen anderen Gesprächspartner findet (Seibel & Graves, 1980).

Folgende *Risikomerkmale* werden für Probleme bei der Verarbeitung der Fehlgeburt diskutiert (Hall et al., 1987):

- Wenn bereits *Kinder vorhanden* waren, erleichterte es in einer Studie (Best, 1981) die Verarbeitung, aber nicht bei Friedman und Gath (1989). Lasker und Toedter (1991) zufolge mildert dies akute, aber keine längerfristigen Trauersymptome.
- *Vorangegangene Fehlgeburten* erhöhen nach Friedman und Gath (1989) das Risiko einer Depression; nicht aber bei Best (1981) und Toedter et al. (1988). Läpple (1989) findet häufiger Medikamenteneinnahme, soziale Belastungen, Angst und depressive Bewältigung bei Frauen mit mehreren Spontanaborten (gegenüber einmaligem Abort).
- *Ältere* Frauen trauern weniger, sind aber verzweifelter (Toedter et al., 1988). Es wurde jedoch nicht geklärt, ob eigene Kinder vorhanden waren oder Fertilitätsprobleme bestanden. Friedman und Gath (1989) fanden häufigere depressive Reaktionen bei *unverheirateten* Frauen (kein Effekt bei Toedter et al., 1988). Bei Frauen mit höherer *Schulbildung* hält "aktive Trauer" kürzer an (Lasker & Toedter, 1991).
- Verfügbare *soziale Unterstützung* erleichtert die Bewältigung. Dies gilt für eine gute eheliche Beziehung (Toedter et al., 1988; Friedman & Gath, 1989), familiären Zusammenhalt und Anpassungsfähigkeit, und Unterstützung durch Freunde (Day & Hooks, 1987; Lasker & Toedter, 1991).
- Auch die *Einstellung* zur Schwangerschaft spielt eine Rolle: Unverheiratete, junge Frauen mit *ungeplanter* Schwangerschaft beschreiben sich unmittelbar nach dem Spontanabort vorwiegend erleichtert (Seibel & Graves, 1980); Frauen, die ihre Schwangerschaft planten, kommen schwerer über den Verlust hinweg (Lasker & Toedter, 1991).
- Frühere und *unverarbeitete Verluste* (Turco, 1981), *psychiatrische* Vorbelastung (Friedman & Gath, 1989), ein *negatives Selbstbild* und schwerwiegende Störungen in den *Beziehungen zu den eigenen Eltern* werden als mögliche Risikomerkmale für die Verarbeitung diskutiert (Pines, 1990). Aktuelle Lebensereignisse wurden nicht untersucht.

- Zur Bedeutung einer *erneuten Schwangerschaft* für die Verarbeitung der Fehlgeburt fehlen gesicherte Ergebnisse.

3.3 Eigene empirische Untersuchungen im Überblick

Ziel der Studien war, bessere Kenntnisse über die Bewältigung einer Fehl- und Totgeburt, längerfristige Folgen und Risikomerkmale, sowie Möglichkeiten der Hilfestellung zu gewinnen. Ein weiteres Anliegen war, Trauerprozesse differenziert zu beschreiben und von depressiven Reaktionen zu unterscheiden. Da keine geeigneten Meßverfahren vorlagen, wurde anhand der früheren Ergebnisse (Beutel et al., 1992; 1993) eine eigene Trauerskala erstellt (s.u.). Aufgrund dieser Studie und den Vorüberlegungen (Kap. 1) wurden folgende *Hypothesen* geprüft:

- Innerhalb von 12 Monaten nach einer Fehlgeburt ist es möglich, Gruppen von Patientinnen mit Trauerreaktionen und/oder depressiven Reaktionen zu unterscheiden.
- Eine *Trauerreaktion* tritt ein, wenn die Schwangerschaft gewünscht war und sich eine Bindungsbereitschaft zu dem heranwachsenden Kind entwickelt hat. *Depressiven Reaktionen* gehen mangelnde soziale Ressourcen, ungelöste Belastungen und Depressionen voraus.
- Anhaltende Verstimmungen, Ängsten oder Körperbeschwerden folgen auf eine depressive Reaktion, nicht aber auf eine Trauerreaktion nach der Fehlgeburt.

Studiendesign und Meßverfahren

Eine Übersicht über die durchgeführten Studien gibt *Tabelle 2*. 125 aufeinanderfolgende (konsekutive) Patientinnen der Frauenklinik im Klinikum Rechts der Isar, München, wurden während eines Zeitraums von 16 Monaten stationär 1 bis 2 Tage nach ihrer Fehlgeburt untersucht. Ausgeschlossen wurden 21 Frauen mit mangelnder deutscher Sprachkenntnis und eine Frau mit der Diagnose einer Psychose. Von den 173 Patientinnen, die für die Studie infrage kamen, nahmen 73% teil. 24 lehnten die Teilnahme ab, und 24 konnten aus organisatorischen Gründen nicht aufgenommen werden (z.B. frühzeitige Entlassung).

Als *Kontrollgruppe* dienten 80 *Schwangere* bis zur 20. Woche mit einer unkomplizierten Schwangerschaft. Depressivität und Körperbeschwerden wurden mit zufällig ausgewählten Kontrollpersonen (Matched pairs) aus der *Durchschnittsbevölkerung* verglichen. Es handelte sich um eine entsprechende Anzahl von Frauen mit identischem Alter aus einer Repräsentativerhebung (von Zerssen, 1976).

Tab. 2: Das Studiendesign im Überblick

Ersterhebung	6 Monate	12 Monate
Fehlgeburt *N=125*	*N=94*	*N=90*
Kontrollgruppen		
Schwangere *N=80*	*N=66*	*N=66*
Matched Pairs Durchschnittsbevölkerung *N=125*		
Fehlgeburt *N=60* (Replikation)	*N=48*	*N=45*
Partner *N=56*	*N=47*	*N=45*
Totgeburt *N=51*		
Validierungsstudie *N=30*		

Um die Gültigkeit (Validität) des Forschungsansatzes zu erhärten, wurden folgende *Vergleichsgruppen* herangezogen: Eine *Wiederholungs-* (Replikations-) studie wurde bei weiteren 60 Patientinnen mit einer Fehlgeburt durchgeführt. Geschlechtsspezifische Reaktionen beider Partner auf den Abort wurden an einer Teilstichprobe mit 56 *Partnern* bestimmt. 51 Frauen wurden zu ihren Reaktionen auf den Verlust eines Kindes durch *Totgeburt* (jenseits der 20. SSW) befragt. Da dieser Verlust vergleichsweise selten eintritt, erfolgte diese Erhebung retrospektiv. Auch für die letztgenannten Gruppen wurden unabhängig Matched pairs (nach Alter und Geschlecht) aus der Durchschnittsbevölkerung gebildet. In der *Validierungsstudie* wurden Selbstbeurteilungen Betroffener nach einer Fehl- bzw. Totgeburt mit klinischen Beurteilungen verglichen.

Nach 6 und 12 Monaten konnten etwa 75% der Fehlgeburtpatientinnen und 85% der Partner bzw. Schwangeren nachuntersucht werden. TeilnehmerInnen an den Nachbefragungen unterschieden sich von den StudienabbrecherInnen weder hinsichtlich ihrer gynäkologischen und psychiatrischen Vorgeschichte noch ihrer Reaktionen auf die Fehlgeburt. Allen TeilnehmerInnen an der Studie wurde eine psychologische Beratung angeboten.

Meßverfahren

Ein bis zwei Tage nach der Fehlgeburt wurde ein strukturiertes Interview von etwa einstündiger Dauer durchgeführt, um die Einstellungen der Patientin zu ihrer Schwangerschaft und dem ungeborenen Kind zu erheben *(Tab. 3)*; ihre sozialen Beziehungen; Gesundheitsverhalten und gynäkologische und psychiatrische Vorgeschichte. Eingeschlossen wurden standardisierte und valide Fragebögen zur Erfassung von *Depressivität* (D-S, von Zerssen, 1976), *Körperbeschwerden* (B-L, von Zerssen, 1976), *Angst* (STAI, Spielberger et al., 1970), und kritischen *Lebensereignissen* (ILE, Siegrist & Geyer, 1993) im Jahr vor dem Abort. Interviewfragen bezüglich sozialen Beziehungen, Gesundheitsverhalten und die gleichen Fragebögen wurden Abortpatientinnen und Schwangeren nach 6 und 12 Monaten erneut schriftlich vorgelegt.

In der Pilotstudie hatten wir die bislang einzige Trauerskala für diesen Bereich, die Perinatal Grief Scale, übersetzt und angewendet. Da sie nicht zwischen Trauer und Depression unterschied (Korrelation mit der D-S: Pearson r zwischen .69 und .81), wurde aufgrund dieser Skala und Ergebnissen der Pilotstudie ein neues Meßverfahren entwickelt, die Münchner Trauerskala.

Entwicklung der Münchner Trauerskala

Um zu ermitteln, welche Dimensionen von Trauer unterschieden werden können, wurden die 22 Items der Münchner Trauerskala (MTS) einer Faktorenanalyse, einem statistischen Verfahren zur Ermittlung zugrundeliegender Dimensionen, unterzogen (Beutel et al., 1995b). Zugrundegelegt wurden Angaben der 125 Frauen unmittelbar nach ihrer Fehlgeburt. Da die drei Zusatzitems (Unglaube, Betäubtsein, Anniversary-Reaktion) nur für bestimmte Phasen des Trauerprozesses zutreffen, wurden sie nicht einbezogen.

Durchgeführt wurde eine Hauptkomponentenanalyse mit Varimaxrotation. Aufgrund des Scree-Tests wurde die 5-Faktorenlösung ausgewählt, die 59.6% der Varianz erklärte. Skalen wurden aufgrund der Zuordnung der Items zu den Faktoren gebildet. Entsprechend wurde der Gesamtwert für die 22 Items errechnet ("Gesamttrauer"). Die einzelnen Werte wurden für die Skalen getrennt aufsummiert und durch die Anzahl der Items geteilt.

Tab. 3: Meßverfahren

Interview

- Einstellung zur Schwangerschaft
- Bindungsbereitschaft
- Erleben und Umstände der Fehl-/Totgeburt
- Unterstützung durch den Partner
- Soziale Beziehungen, Arbeitssituation
- Gesundheitsverhalten
- Gynäkologische/psychiatrische Anamnese

Münchner Trauerskala (MTS)
Depressivitäts-Skala (D-S)
State-Trait-Anxiety Inventory (STAI)
Beschwerden-Liste (B-L)
Inventar Lebensverändernder Ereignisse (ILE)

Die *Münchner Trauerskala* (MTS) erfaßt die fünf Faktoren (Itemzahl und Cronbach α als Maß für die Zuverlässigkeit in Klammern):

- *Traurigkeit* (6 Items, α=.86) erfaßt traurige und schmerzliche Gefühle und Erinnerungen, den Wunsch über den Verlust zu sprechen, Weinen und Sehnsucht nach dem verlorenen Kind.
- *Verlustangst* (5 Items, α=.76) mißt Angst vor erneutem Schwangerschaftsverlust bzw. gar keine Kinder mehr bekommen zu können.
- *Schuldhafte Verarbeitung* (5 Items, α=.82) erfaßt Schuldgefühle für den Tod des Kindes, Selbstwertbeeinträchtigung und Versagensgefühle.
- *Ärger* (3 Items, α=.59) mißt Reizbarkeit gegenüber anderen.
- *Sinnsuche* (3 Items, α=.61) beschreibt die Suche nach Halt und Trost.

Tabelle A im *Anhang* zeigt die Items und die statistischen Kennwerte. Die Zuverlässigkeit (interne Konsistenz) ist angesichts der Kürze der Skalen zufriedenstellend (.89 für die Gesamtskala), ebenso wie die Stabilität der Werte bei Testwiederholung. Die Retestreliabilität lag nach 6 Monaten zwischen .45 für Ärger und .70 für Traurigkeit; nach 12 Monaten .45 bis .61.

Tabelle B im *Anhang* zeigt Korrelationen der Trauerskalen mit Depressivität (D-S), Angst (STAI) und Körperbeschwerden (B-L), sowie die Korrelationen der Ersterhebung mit den Folgeerhebungen. Die Korrelationen mit der D-S liegen zwischen .19 für Sinnsuche und .57 für Verlustangst; für Traurigkeit bei .55). Korrelationen mit Außenkriterien (z.B. Gewünschtheit der Schwangerschaft, s.u.) und entsprechende, unabhängige Befunde bei den Partnern und Frauen mit einer Totgeburt, bestätigen die Validität (Gültigkeit) des Verfahrens. Die Zuordnung der Items zu den 5 Skalen wurde an der unabhängigen Gruppe von Abortpatientinnen (Replikationsstudie) bestätigt. Es ist demnach mit Hilfe der MTS gelungen, Trauer spezifischer zu erfassen als mit der ursprünglichen PGS.

Die *Auswertung* erfolgte in allen Studienabschnitten mit dem SPSS (Statistical Package for the Social Sciences) mit parametrischen (Faktorenanalyse, ANOVA, multiple Regression, Diskriminanzanalyse) und non-parametrischen Verfahren (Chi^2, Kruskal-Wallis). Um anfängliche Gruppenunterschiede zu kontrollieren, wurden zusätzlich Multiple Varianzanalysen (MANOVA) mit Meßwiederholungen über Gruppen und Meßzeitpunkte gerechnet. Im Text werden statistisch signifikante Ergebnisse wiedergegeben ($p \leq .05$), vereinzelt auch statistische Trends ($p \leq .10$); exakte Irrtumswahrscheinlichkeiten finden sich in den Tabellen und Abbildungen.

Studienteilnehmerinnen nach Fehlgeburt und Schwangere

Teilnehmerinnen (*Tab. 4*) sind repräsentativ für das Gesamtkollektiv (N=173) nach soziodemographischen (Alter, Sozialstatus) und gynäkologischen Merkmalen (Dauer der Schwangerschaft, Ursachen des Aborts, postoperative Komplikationen). Patientinnen sind im Mittel 31 Jahre alt, etwas älter als die Schwangeren. Die Kontrollgruppe wurde um die 10. Schwangerschaftswoche untersucht - dem Zeitpunkt, zu dem sich die Fehlgeburt ereignet hatte. Die Mehrzahl der Patientinnen und der Schwangeren sind verheiratet und teilzeit berufstätig. Die Schwangeren haben eine etwas höhere Schulbildung als die Abortpatientinnen. Jede 5. bis 6. Frau erlitt in beiden Gruppen bereits früher einen Spontanabort oder ließ einen Schwangerschaftsabbruch vornehmen (in der Regel mit sozialer Indikation). Patientinnen berichten frühere Depressionen häufiger als die Schwangeren. In beiden Gruppen traten 25% der depressiven Episoden im Jahr vor der Untersuchung auf. Ein gleich großer Teil der Frauen in beiden Gruppen konsultierte bereits früher einen Psychotherapeuten oder Psychiater.

3.4 Einstellung, Bindungsbereitschaft und Belastungen in der Schwangerschaft

In beiden Gruppen (*Tab. 5*) gab die Mehrzahl der Frauen an, sie und ihre Partner hätten die Schwangerschaft sehr gewünscht und sich sehr darüber gefreut. Selbst wenn sie sich gewünscht hatten, schwanger zu werden, reagierten viele Frauen auf

Tab. 4: Patientinnen mit Fehlgeburt und Schwangere

		Fehlgeburt *N=125*		Schwangere *N=80*		
						*1)**
Alter		31.1 (19-46) J.		29.6 (20-38) J.		
Schwangerschaftsdauer		10.1 (4-19) SSW		10.6 (4-14) SSW		
		N	**%**	**N**	**%**	
Verheiratet		76	60.8	49	61.3	
						*2)**
Schulbildung	Hauptschule	20	16.0	7	8.9	
	Realschule	44	35.2	22	27.5	
	Abitur	36	28.8	26	32.5	
	Hochschule	25	20.0	25	31.5	
Kinder		52	41.6	26	32.5	
Weitere Fehlgeburt(en)		28	22.4	13	16.4	
Schwangerschaftsabbruch		24	19.2	12	14.9	
						*3)****
Früher Depressionen		53	42.4	15	18.8	
Früher Psychotherapie		27	22.4	16	22.2	

1) t-test, $p \leq .05$; 2) Kruskal-Wallis, $p \leq .05$; 3) Chi^2, $p \leq .001$

die Feststellung anfänglich auch besorgt. Insgesamt erscheinen Abortpatientinnen etwas zwiespältiger in bezug auf ihre Schwangerschaft als die Schwangeren: Bei gleich starkem Schwangerschaftswunsch bezeichnen sie ihre Schwanger-schaft häufiger als ungeplant, reagieren auf ihre Feststellung weniger erfreut und häufiger besorgt. Auch geben Patientinnen häufiger an, ihr Partner habe nur einen geringen Schwangerschaftswunsch. Obgleich sie erst durchschnittlich 5 Wochen von ihrer Schwangerschaft wußten, hatte dies die Mehrzahl der Patientinnen bereits ihren Freunden oder Verwandten mitgeteilt. Weniger als 10% der Betroffenen gaben an, sie hätten noch nicht mit anderen über ihre Schwangerschaft gesprochen.

Tab. 5: Einstellungen zur Schwangerschaft und Bindungsbereitschaft

		Fehlgeburt *N=125*		Schwangere *N=80*		
		N	%	N	%	
						1)
Schwangerschaft	gering	26	20.8	11	13.8	
gewünscht	mittel	12	9.6	10	12.5	
	hoch	87	69.6	59	73.8	
						*
Schwangerschaft	gering	63	50.4	30	37.5	
geplant	mittel	10	9.5	15	18.8	
	hoch	52	39.7	35	43.8	
Erfreut über	gering	21	16.8	5	6.3	
Schwangerschaft	mittel	15	12.0	18	22.5	
	hoch	89	71.0	57	71.3	
						*
Besorgt über	gering	61	48.8	35	43.8	
Schwangerschaft	mittel	17	13.6	26	32.5	
	hoch	47	37.6	19	23.8	
						*
Wunsch des	gering	25	20.0	12	15.0	
Partners	mittel	11	8.8	18	22.5	
	hoch	87	69.6	50	62.5	
						*
Schwangerschaft	nein	20	15.9	3	3.8	
im Ultraschall	1x	35	27.8	31	38.8	
gesehen	öfter	71	56.3	46	57.5	
						*
Vorbereitungen	0-1	20	16.0	16	21.3	
auf das Kind	2-3	40	32.0	34	45.3	
	≥4	65	52.0	25	33.3	
						**
Vom Kind	nein	81	64.8	22	41.5	
geträumt	ja	44	35.2	31	48.5	

*1) 5-Punkte-Skala von 1=gar nicht bis 5=sehr zutreffend; 1,2=gering; 3=mittel, 4,5=hoch; da keine Normalverteilung vorlag, wurde Chi² gerechnet; * $p \leq .05$, ** $p \leq .01$*

Fast alle Schwangeren hatten Gelegenheit, ihre Schwangerschaft im *Ultraschall* zu sehen, signifikant häufiger als Frauen mit Fehlgeburt. Von diesen sahen 2/3 zwar ihre Schwangerschaft mindestens einmal im Ultraschall. Davon behielt aber nur knapp die Hälfte (83% der Schwangeren) konkrete Erinnerungen an ihr Kind (*"wie's den Mund aufmacht und trinkt"*), einzelne Körperteile oder seinen Herzschlag, begleitet von liebevollen Gefühlen. Einige sahen nur einen *"kleinen Punkt oder Fleck"*. Für 41% war das Ultraschallbild gleichbedeutend mit der Feststellung des Abortes: *"eine leere Fruchtblase, kein Lebenszeichen"*.

Obgleich sie weniger Gelegenheit hatten, ihr Kind im Ultraschall zu sehen als Schwangere, existierte für viele Abortpatientinnen bereits in der Phantasie eine innere Beziehung zu ihrem "Kind", das für sie bestimmte Eigenschaften hatte. Ihre *Bindungsbereitschaft* zum heranwachsenden Embryo oder Feten äußerte sich bei der Mehrzahl in praktischen Vorbereitungen und längeren Gesprächen mit dem Partner, Nachlesen über die Geburt, Tagträumen über die Zukunft mit dem Kind, Namensüberlegung und beruflicher Planung. Wie die Schwangeren (Kap. 1.2) gibt knapp die Hälfte der Patientinnen konkrete *Vorstellungen* oder Wünsche in Bezug auf das ungeborene Kind an, ein bestimmtes Geschlecht *("eine Tochter als Freundin für die erste Tochter")* oder die Ähnlichkeit mit einer bestimmten Person *("ein Junge, dunkel, lockig, wie der Vater")*. *Träume* berichtet jede dritte Frau. Sie enthalten gleich häufig positive Erlebnisse mit dem Kind und Unsicherheiten oder Verlustängste. In inneren Dialogen hat das "Kind" oft bereits einen Kosenamen (z.B. *"Sternchen"*). Die Bindungsbereitschaft nimmt mit der Dauer der Schwangerschaft zu, wie übereinstimmende Angaben von Schwangeren und Frauen mit einer Fehl- und Totgeburt zeigen.

Patientinnen unterscheiden sich von den Schwangeren weder hinsichtlich ihrer Körperbeschwerden (B-L) in der Schwangerschaft noch ihrer Angst vor Abort. Rückblickend schildern sie sich in der vorangegangenen Schwangerschaft jedoch stärker belastet, ängstlicher, niedergeschlagener, gereizter, und sie beklagen häufiger typische Symptome einer Fehlgeburt wie Unterbauchschmerzen und Blutungen; Schwangere hingegen stärkere Übelkeit. Abortpatientinnen berichteten mehr kritische *Lebensereignisse* im vorangegangenen Jahr und während ihrer Schwangerschaft, v.a. schwere Erkrankungen im engeren Familienkreis, Konflikte am Arbeitsplatz und in der Partnerschaft.

Angaben über das *Gesundheitsverhalten* in der Schwangerschaft sind mit Vorsicht zu interpretieren. Nach eigenen Angaben *rauchten* Patientinnen mehr *während* ihrer Schwangerschaft. Sie geben rückblickend einen höheren Alkoholkonsum an, beides Risikofaktoren für einen Abort (Verp, 1993). Der Anteil der Raucherinnen *vor* der Schwangerschaft war gleich, aber durchschnittlich hatten Patientinnen mehr Nikotin und Alkohol konsumiert als

Schwangere. In beiden Gruppen war der *Alkohol-* und Nikotinkonsum bei den Frauen höher, die zu ihrer Schwangerschaft eher zwiespältig eingestellt waren, ihr Kind noch nicht im Ultraschall gesehen hatten, und Konflikte mit ihrem Partner hatten. Seelische Belastungen können demnach zu vermehrtem Suchtmittelgebrauch in der Schwangerschaft beitragen. Es ist aber nicht auszuschließen, daß die Schuldsuche bei der eigenen Person nach der Fehlgeburt dazu beiträgt, eigenes Risikoverhalten stärker wahrzunehmen.

3.5 Umstände und Erleben der Fehlgeburt

Viele Frauen (55%) befaßten sich gedanklich mit der Möglichkeit einer Fehlgeburt, vor allem dann, wenn sie bereits früher eine Fehlgeburt erlitten hatten. Dennoch kam die Feststellung für die meisten wie ein Schock. Aus der Freude, bei der Ultraschalluntersuchung ihr Kind zu sehen, wird eine große und schmerzliche Enttäuschung. Plötzlich zeigt sich, daß ihr Kind nicht mehr lebt oder möglicherweise nie lebte ("missed abortion"): *"Die schweigsame Suche nach dem Baby im Ultraschall, der Arzt wird immer stiller, da ist nichts mehr"*. Schlagartig werden Hoffnungen, Wünsche und Zukunftspläne zunichte gemacht: *"Man fängt schon an, zu dritt zu leben, das Kind ist schon integriert, und dann wird man plötzlich zurückgestoßen in ein anderes Leben"*.

Immerhin jede 4. Frau fühlt sich daher wie betäubt, fassungslos, und knapp 40% fällt es schwer zu glauben, daß sie nicht mehr schwanger sind: *"Wir haben uns auf das Kind eingestellt, und ich konnte das gar nicht richtig begreifen"*.

Viele Frauen fühlen sich in dieser Situation vor allem ängstlich, hilflos und ohnmächtig: *"Du fährst da rein, die nehmen Dir Dein Kind, und weg ist es"*. Wartezeiten wurden in der präoperativen Situation als *"endlos"* erlebt.

Eine Teilnehmerin berichtet einen "traumähnlichen Zustand" bei der Narkoseeinleitung (Fehlgeburt in der 10. SSW): "Ich hatte mein Kind in der Hand, es war klein und zart wie ein Vögelchen. Ich mußte es aber hergeben, setzte es auf eine Wolke, und es verschwand. Ich versuchte zu folgen, war aber wie in einem Turm eingemauert und konnte mich nicht bewegen." Nach der Kürettage faßte sie sich immer wieder auf den Bauch und stellte sich vor, schwanger zu sein.

Eine andere Patientin (Fehlgeburt 10. SSW) beschäftigt sich noch Wochen nach dem Eingriff damit, wie sie im OP lag und sich völlig alleingelassen fühlte. In der Hoffnung, ihr Kind zu retten, habe sie gedacht: "Noch könntest Du abhauen, wenn Du nicht angeschnallt wärst".

Bei fast allen Frauen wurde eine Kürettage ("Ausschabung") unter Vollnarkose durchgeführt. Nur jede 7. Frau gibt an, ihren toten Embryo oder Feten gesehen zu haben; 6% berührten ihn. Ihr verstorbenes *Kind zu sehen*, fand die Mehrzahl (53%) wenig hilfreich und vorwiegend belastend. Für einige Frauen ist der Anblick des toten Feten desillusionierend (*"ein glibberiger Klumpen"*) oder erschreckend (als spontaner "Abgang" alleine auf Toilette), ganz anders als das bereits lebhaft phantasierte "Baby", auf das sie sich intensiv vorbereitet hatten. 80% der Frauen, die es nicht sahen, äußerten keinen Wunsch danach. 17% hatten einen deutlichen Wunsch, nur wenige waren unschlüssig. Bei den Vorbehalten gegen den Anblick des toten Embryos spielt die Angst eine große Rolle, ihr Kind nach der "Ausschabung" verstümmelt zu sehen. Dennoch beschäftigt viele die Sorge, was mit ihrem toten Kind geschieht, *"daß mein Baby im Mülleimer landet"*.

Frauen fühlen sich besonders verwundbar gegenüber unachtsamen oder uneinfühlsamen Bemerkungen von medizinischem Personal (*"mit 38 kann es schon sein, daß ein Ei nicht mehr gut ist"*), Mitpatientinnen (*"Mach' Dir nichts draus, Du hast doch schon vier Kinder"*) oder mangelnde Anteilnahme durch den Partner: *"ihm paßt das besser so, er fühlt nicht mit"*.

Wenn Patientinnen bereits älter sind, oder schon längere Zeit versuchten, schwanger zu werden, kommt die *Angst* hinzu, *keine Kinder* mehr bekommen zu können. Sie belastet vor allem der Gedanke, *"daß es vielleicht die letzte Chance war, Mutter zu werden"* oder die *"Traurigkeit, daß es jetzt mit 43 zu spät ist"*. Dies gilt besonders, wenn bereits Fehlgeburten vorausgegangen sind und Traurigkeit über frühere Verluste wiederbelebt wird.

Da es im Einzelfall keine eindeutige medizinische Erklärung gibt, stellen sich 70% der Frauen die Frage, warum gerade sie einen Abort hatten. Die *Ursache* sucht jede 3. Frau bei sich (z.B. *"Hätte ich bloß nicht am Abend vorher mit meinem Mann geschlafen"*). Seltener werden "keine Ursache bekannt" (27%), biologische Ursachen (17%), "Streß und Überforderung" oder "Schicksal" genannt. In Einzelfällen wird die Schuld bei anderen Personen gesucht. Eine Teilnehmerin beschreibt ihre *"Wut auf den Ehemann, der mich mit Abbruchwünschen gepeinigt hat"*. Die Frage, wie die *Fehlgeburt zu verhindern* gewesen wäre, beschäftigt knapp die Hälfte der Frauen. Zwei Drittel von diesen glauben, es wäre durch eigenes Verhalten zu verhindern gewesen (v.a. Schonung, gesündere Lebensweise), 13% sonstige Maßnahmen wie Entlastung am Arbeitsplatz, 10% bessere ärztliche Versorgung, je 5% Verhalten des Partners oder "nicht zu verhindern".

Insgesamt haben 75% der Patientinnen in der akuten Situation das Gefühl, bei ihrem Partner gute Unterstützung zu finden; allerdings beklagen 19%, daß er das Gespräch über den Verlust vermeidet. Immerhin jede dritte Frau fühlt sich mit ihrer Traurigkeit durch Arzt und soziales Umfeld nicht anerkannt. Sie reagieren enttäuscht und verunsichert über die Berechtigung der eigenen Traurigkeit.

Reaktionen unmittelbar nach der Fehlgeburt

Wie die Münchner Trauerskala ergibt, steht unmittelbar nach der Fehlgeburt *"Traurigkeit"* im Vordergrund: Frauen weinen über den Verlust, spüren Sehnsucht nach dem verlorenen Kind, und wünschen darüber zu sprechen. Groß ist auch ihre *"Verlustangst"*, die Angst vor erneutem Verlust oder keine Kinder mehr bekommen zu können. Sie empfinden den Verlust als "ungerecht" und erleben den Anblick von Schwangeren und Mütter mit kleinen Kindern schmerzhaft. Eine große Rolle spielt die Suche nach Halt und Trost in der eigenen Lebenseinstellung, bei Nahestehenden und im Glauben (*"Sinnsuche"*). Weit geringer ausgeprägt sind Schuldgefühle für den Tod des Kindes, Selbstwertbeeinträchtigung und Versagensgefühle (*"Schuldhafte Verarbeitung"*) und eine reizbare und enttäuschte Gestimmtheit gegenüber anderen (*"Ärger"*).

Verglichen mit der Durchschnittsbevölkerung und der Schwangerenkontrollgruppe *(Abb. 1)* beklagen Patientinnen eine vermehrte *Depressivität* (D-S). Schwangere haben ihrerseits leicht erhöhte Depressivitätswerte im Vergleich zur Durchschnittsbevölkerung. Auch die *Angst* ist gegenüber den Schwangeren erhöht. Körperliche Allgemeinbeschwerden sind nach dem vorzeitigen Ende der Schwangerschaft etwas geringer als bei den Schwangeren und entsprechen den Werten der Durchschnittsbevölkerung.

Wovon hängen Reaktionen unmittelbar nach der Fehlgeburt ab? Die folgenden Einflußgrößen sind statistisch durch multiple Regressionsanalysen gesichert:

- Traurigkeit ist höher bei längerer *Schwangerschaftsdauer*, großem *Schwangerschaftswunsch*, *Freude* über die Schwangerschaft, und wenn Gelegenheit bestand, das Kind im *Ultraschallbild* zu sehen. Bei Frauen, die viele Vorbereitungen auf das Kind trafen, ist auch die Depressivität erhöht.
- Frauen, die *bereits* eine *Fehlgeburt* hatten, trauern etwas weniger, versuchen seltener, einen Sinn darin zu finden, fürchten aber vermehrt einen neuerlichen Verlust. Sie reagierten weniger erfreut auf die Feststellung ihrer Schwangerschaft, teilten sie tendenziell seltener im Bekanntenkreis mit und trafen weniger Vorbereitungen auf ihr Kind. Einige Frauen vermieden die Bindung in der Frühschwangerschaft aus Angst vor einer neuerlichen Enttäuschung *("gehe erstmal auf Distanz zum Kind, bis ich mir sicher sein kann")* und trauern deshalb nach ihrem Verlust weniger. Nach dem Abort sprechen sie seltener mit Angehörigen oder Freunden und erleben das Gespräch mit ihnen weniger hilfreich.

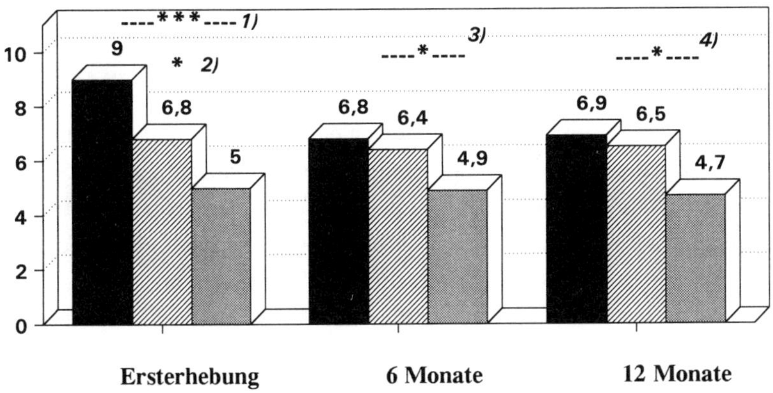

N	*125*	*80*	*125*	*94*	*65*	*94*	*90*	*66*	*90*
SD	8.1	4.0	4.3	8.2	8.6	3.8	6.9	5.7	4.7

■ Fehlgeburt ▨ Schwanger ▩ Durchschnitts-bevölkerung

*1) t-Test: t(124)=4.98; 2) t(195)=2.47; 3) t(93)=1.97; 4) t(89)=2.24; *** p≤.001; * p≤.05*

Abb. 1: Depressivität (D-S) im Laufe eines Jahres: Fehlgeburtpatientinnen, Schwangere und Durchschnittsbevölkerung im Vergleich

- Das *Vorhandensein von Kindern* mildert nur dann die Traurigkeit, wenn sich bereits früher eine Fehlgeburt ereignet hat.
- *Mangelnde Unterstützung* durch den Partner geht mit Depressivität und Ärger einher, ebenso wie *Vorbelastungen* durch depressive Verstimmungen und belastende *Lebensereignisse* im vorausgegangenen Jahr oder in der Schwangerschaft. Depressivität ist erhöht bei *beruflicher Belastung* und geringer *Schulbildung*.
- *Verlor* bereits die *Mutter* ein *Kind* durch Kindstod, Fehl- oder Totgeburt (bei jeder 3. Patientin und jeder 5. Schwangeren), kommt es nach der eigenen Fehlgeburt zu mehr Körperbeschwerden, Depressivität und Trauer.
- *Lebensalter* und *Familienstand* und *Berufstätigkeit* außer Haus spielen im statistischen Mittel keine Rolle. Depressivität, Angst und Körperbeschwerden sind jedoch bei Frauen erhöht, die mit ihrer beruflichen Situation und den sozialen Kontakten durch Beruf und Haushaltstätigkeit *unzufrieden* sind.

3.6 Stellenwert und Bewältigung der Fehlgeburt im Laufe des folgenden Jahres

Reaktionen auf den Verlust sind sehr unterschiedlich, je nach der persönlichen Bedeutung der Schwangerschaft und der Bindungsbereitschaft zum Kind. Sie reichen von vorübergehender Enttäuschung bis hin zu tiefer Trauer. Nur fünf Frauen, deren Schwangerschaft vergleichsweise früh endete und die noch keine Vorbereitungen auf ihr Kind getroffen hatten, gaben keinerlei Traurigkeit an. Vielfach wird die Tragweite des Verlustes erst nach Entlassung aus dem Krankenhaus spürbar:

> *"In der Klinik war ich noch in relativ guter Verfassung. Erst als ich wieder zu Hause in gewohnter Umgebung war, in der ich mich zuvor auf das Kind gefreut hatte, ging es mir weitaus schlechter. Ich habe einige Tage geweint und konnte mich kaum beruhigen."*

Einigen Frauen, die zunächst nicht glauben konnten, daß sie nicht mehr schwanger sind, wird der Verlust erst mit Eintritt der folgenden Menstruationsblutung schmerzlich bewußt: *"Alles ist wieder so, als wäre nichts gewesen"*. In seltenen Fällen wird der Verlust erst anläßlich von Komplikationen vollständig realisiert: *"Am schlimmsten war die Nachkürettage, da dachte ich, jetzt wird das Kind aus mir entfernt."*

Häufig sind Versagensgefühle, *"daß ich das Kind nicht halten konnte"*. Es kommt zu Ärger über die "*Ungerechtigkeit*" und Auflehnung: *"Ich möchte ein Kind, und andere schmeißen's weg"*. Neidgefühle gegenüber Schwangeren im Bekanntenkreis können als sehr irritierend erlebt werden: *"Und dann wird die Nachbarin auch noch ihren Kinderwagen an die Stelle tun, an die meiner hingehört hätte"*. Erinnerungen an die Fehlgeburt, Rückgängigmachen von Vorbereitungen und Begegnungen mit Schwangeren und Müttern mit Babys werden zum Kristallisationspunkt von Traurigkeit und Weinen, die über einige Wochen und Monate immer wieder in Wellen verläuft. Wenn die Trauer anfänglich blockiert ist, kann sie verzögert auftreten, anläßlich des geplanten Amniozentesetermins, oder des errechneten Geburtstermins.

Wie verläuft die Auseinandersetzung mit der Fehlgeburt *im Laufe des folgenden Jahres*?

• Noch *6 Monate* später beschäftigt der Abort die Mehrzahl der Patientinnen: 40% denken häufig bis sehr häufig, 20% gelegentlich und nur 20% selten oder nie daran. *Erinnerungen* an die Fehlgeburt werden mehrheitlich (63%) als *schmerzhaft* erlebt. Traurigkeit, Verlustangst, und schuldhafte Verarbeitung nehmen signifikant ab; lediglich bei Ärger und Sinnsuche sind keine Veränderungen festzustellen. Depressivität und Angst nehmen gleichfalls ab und unterscheiden sich nun nicht mehr von den Schwangeren; Depressivität ist allerdings noch gegenüber der Durchschnittsbevölkerung erhöht (Abb. 1). Körperliche Allgemeinbeschwerden bleiben innerhalb des Normbereichs.

Die Fragen nach der *Ursache* des Aborts stellen sich die Frauen *nach 6 Monaten* seltener als unmittelbar nach dem Abort; die genannten Erklärungen bleiben gleich. Auch die Frage der *Vermeidbarkeit* stellten sich weniger Frauen als in der Erstbefragung; hier nimmt der Anteil zu, der meint, die Ärzte hätten den Abort verhindern können (auf 25%). Die Frauen, die sich noch mit der Frage nach der Verursachung und Vermeidbarkeit des Aborts beschäftigen, leiden vermehrt unter Depressivität, Angst, Körperbeschwerden, Traurigkeit, Schuldhafter Verarbeitung, Verlustangst und Ärger.

Anhaltende *Schuldgefühle*, die die Verarbeitung blockieren, konzentrieren sich nicht selten auf eine anfängliche Ablehnung oder Zwiespältigkeit gegenüber der Schwangerschaft. Wie bei der folgenden Teilnehmerin kann der Verlust des nunmehr gewünschten Kindes auch als Strafe für einen früheren Schwangerschaftsabbruch erleben:

Sie vermutet, die Interviewerin sei wie ihre Ärzte der Meinung, der Spontanabort geschähe ihr Recht. Schließlich hatte sie vor ihrem Spontanabort (10. SSW) bereits zwei Schwangerschaftsabbrüche mit sozialer Indikation. Sie berichtet drei "eigenartige" Träume: "Ich hatte ein Kind geboren, ließ es aber liegen und konnte nicht mehr zurück zu dem Platz, wo es lag." Im 2. Traum sah sie ein Kind, das vernachlässigt war. Sie wollte ihm helfen, konnte aber nicht. Im 3. Traum hatte sie ein Kind auf dem Arm. "Es war eingewickelt wie ein Kokon, und sein Leben pulsierte. Plötzlich hörte das Pulsieren auf, und es vertrocknete."

Aus ihren Einfällen zu den Träumen ging hervor, daß es sich um ihre drei Schwangerschaften handelte. Daß sie im dritten Traum ein Kind auf dem Arm hielt, deutet darauf hin, daß sie ihre dritte Schwangerschaft angenommen hat. Daß ihr Kind dennoch aufhört zu leben, erlebt die Pat. unbewußt als Strafe für die Zurückweisung, die "Vernachlässigung" der beiden vorangegangenen Schwangerschaften, die gleichfalls als Kinder dargestellt werden.

• *Nach 12 Monaten* nimmt die Beschäftigung mit der Fehlgeburt weiter ab, tendenziell auch die Schmerzhaftigkeit auftretender Erinnerungen. Nun beschäftigt der Abort knapp 30% häufig bis sehr häufig, je 35% gelegentlich und selten oder nie. Etwa 1/3 der Frauen sprachen nach eigenen Angaben mindestens gelegentlich (nur 8% häufig) über ihren Abort, seltener als nach einem halben Jahr. Unterstützung durch Partner, Kinder und soziales Umfeld erscheinen gegenüber den Angaben nach 6 Monaten unverändert. Traurigkeit und Verlustangst nehmen weiter ab. Dies gilt auch für die Depressivität, die jedoch gegenüber der Durchschnittsbevölkerung erhöht bleibt (Abb. 1). Schuldhafte Verarbeitung, Ärger, Sinnsuche, Angst (STAI) und Körperbeschwerden (B-L) verändern sich nicht.

Nach 12 Monaten verliert die Frage nach der *Ursache* des Aborts weiter an Bedeutung. Anhaltendes Grübeln über die Frage, wie der Abort hätte verhindert werden können (35%), kann als Anhaltspunkt für eine depressive Reaktion gesehen werden.

Intensive Traurigkeit und schmerzliche Erinnerung am *Jahrestag* des Aborts (Anniversary-Reaktion) berichtet jede fünfte Frau. In einzelnen Fällen (Kap. 9.2.2) werden diese zum Anlaß einer schweren depressiven Reaktion, die es einer Patientin vorübergehend unmöglich machte, ihr unmittelbar vor dem Jahrestag des Abort geborenes Kind zu versorgen.

Bewältigung der Fehlgeburt: Die Bedeutung des Gesprächs

Auf die Frage, was ihnen *am meisten geholfen* hat, mit dem Abort fertigzuwerden, antworten Frauen in abnehmender Reihenfolge: Hilfe vom Partner (29%), Hilfe von Freunden oder Verwandten (17%), eigene Bemühungen und Zuversicht, Kontakt mit Mitbetroffenen *("bin nicht die einzige"*; 12%), Kinder (11%), eine neue Schwangerschaft (10%) oder Hoffnung auf eine zukünftige Schwangerschaft (6%). "Kein Problem damit", Arbeit und sonstiges gaben jeweils 5% an.

Die Hälfte der Frauen *spricht* nach eigenen Angaben mindestens gelegentlich über ihren Abort, zumeist mit dem Partner. Von ihm fühlt sich die überwiegende Mehrzahl weiterhin gut verstanden. Allerdings beklagen 29% nach 6 Monaten, daß der Partner das Gespräch über den Abort vermeide (zum Einfluß der Partnerschaft auf die Verarbeitung der Fehlgeburt, Kap. 4.7).

Die Mehrzahl hatte auch mit *Verwandten* (v.a. den Eltern) oder *Freunden* über ihre Fehlgeburt *gesprochen*, aber nur 51% fanden das Gespräch hilfreich. Immerhin jede 3. Frau beklagt Enttäuschungen über Desinteresse oder Verständnislosigkeit im Verwandten- und Freundeskreis. Sehr kränkend ist es für sie, wenn andere sie meiden oder meinen, es sei "besser so" gewesen. Viele Frauen berichten ähnliche Erfahrungen wie eine 30jährige Teilnehmerin (Abort 10. SSW):

> *"Die Angehörigen haben mich bemitleidet, aber nicht verstanden. Auch bei den wenigen guten Freunden, denen ich davon erzählte, fielen dumme Bemerkungen wie "es ist doch nicht so schlimm, es klappt schon wieder".*

Weniger als die Hälfte (44%) der Frauen mit *Kindern* gibt an, sie hätten mit ihnen über die Fehlgeburt *gesprochen.* Als Gründe dagegen wird fast immer angegeben, die Kinder seien zu klein. Die Frage, ob sich die Beziehung zu den Kindern verändert habe, bejaht jede dritte. Fast alle geben an, die Beziehung sei intensiver geworden, nur eine Frau beschreibt sich als ängstlicher. Knapp 75% berichten, ihre Kinder hätten die Verarbeitung des Aborts erleichtert, ein Viertel meint, sie hätten dies teils erleichtert und teils erschwert. Einige Frauen fühlen sich in ihrer akuten Trauer nicht den Bedürfnissen ihrer Kinder gewachsen und überfordert damit, ihren meist kleineren Kindern den Verlust zu erklären.

In einzelnen Fällen wurde das Gefühl eigener Unfähigkeit verstärkt, wenn die Fehlgeburt Beziehungsstörungen oder Verhaltensauffälligkeiten bei vorhandenen Kindern nach sich zog. Hierzu kann die Verschiebung von Enttäuschung und Wut auf *vorhandene* Kinder, Gereiztheit oder depressiver Rückzug der Mutter beitragen, auf die Kinder ihrerseits ängstlich oder aggressiv reagierten. Mangelnde Erklärung vermag kindliche Fehlvorstellungen, an dem Tod des erwarteten Geschwisters durch Rivalitäts- und Neidgefühle schuldig zu sein, fördern, aber auch Todes- und Verlustängste (ebenso gefährdet zu sein; vgl. Kap. 7.5, 8.3).

3.7 Trauerreaktion und depressive Reaktion - Risikomerkmale und Prognose

Um zu prüfen, ob sich Gruppen von Patientinnen mit Trauerreaktion und depressiver Reaktion unterscheiden lassen, wurden Patientinnen aufgrund ihrer Werte von Traurigkeit (MTS) und Depressivität (D-S) *unmittelbar nach ihrer Fehlgeburt* zu vier Extremgruppen zusammengefaßt, die *Abbildung 2* illustriert. Die Skala "Traurigkeit" wurde als Kriterium ausgewählt, da sie zentrale emotionale Merkmale von Trauer mißt (Traurigkeit, Sehnsucht, schmerzliche Erinnerungen, etc.). 20% der Patientinnen erfüllen das Kriterium einer vermehrten Traurigkeit. Ihre Werte liegen mindestens eine Standardabweichung über dem Mittelwert der Halbjahresdaten ($M \geq 3.37$). Daher wurden sie der Gruppe *"Trauerreaktion" (T)* zugeordnet. 12% der Patientinnen wurden als *"depressive Reaktion" (D)* eingestuft, da ihre Depressivität oberhalb des Normalbereiches ($D\text{-}S \geq 11$) lag. 20% erfüllen beide Kriterien einer vermehrten Traurigkeit und Depressivität. Sie bilden die Gruppe mit kombinierter *"depressiver und Trauerreaktion" (DT)*. 48% der Frauen hatten weder erhöhte Depressivitäts- noch Trauerwerte und werden daher als "*unauffällig*" bezeichnet. Die folgenden Auswertungen beruhen auf dieser Gruppenbildung (vgl. Beutel et al., im Druck a):

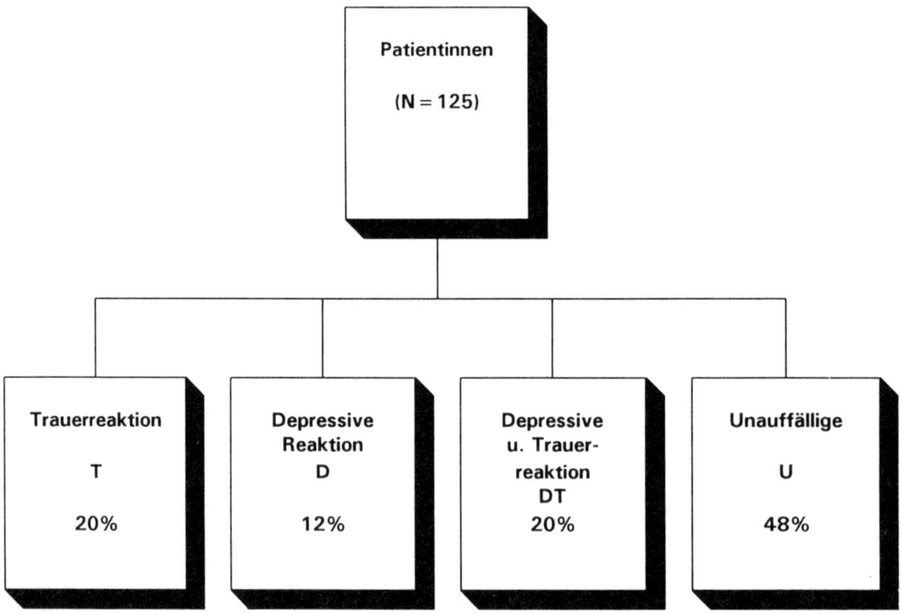

Abb. 2: **Trauerreaktion und depressive Reaktion unmittelbar nach der Fehlgeburt: Gruppenbildung**

Wie *Tabelle 6* zeigt, unterscheiden sich alle 4 Gruppen hoch signifikant. Eine *Trauerreaktion* ist definiert als intensive Traurigkeit und wird durch schmerzliche Erinnerungen oder den Anblick Schwangerer geweckt. Diese Frauen verspüren Sehnsucht nach ihrem verlorenen Kind, weinen über den Verlust, wünschen darüber zu sprechen und versuchen, zu verstehen, was es für sie bedeutet. Sie sind etwas ängstlicher als die unauffälligen Frauen und fürchten vor allem eine neuerliche Fehlgeburt. Depressivität, Körperbeschwerden, Schuldgefühle und Ärger sind nicht erhöht.

Eine *depressive Reaktion* äußert sich in Niedergeschlagenheit, verminderter Lebensfreude, Beziehungslosigkeit zu anderen, Reizbarkeit, Grübelei, innerer Unruhe und intensiver Angst (STAI). Meist kommen *psychovegetative Beschwerden* wie Nacken-, Brustschmerzen, Atembeklemmung und Schlafstörungen hinzu (B-L). Verlustangst und Ärger sind erhöht; Traurigkeit ist geringer als bei einer Trauerreaktion.

Tab. 6: Unterscheidung von Trauerreaktion und depressiver Reaktion unmittelbar nach der Fehlgeburt (N=125)

	Trauerreaktion (T) *N=25*	Depressive Reaktion (D) *N=15*	Depressive u. Trauerreaktion (DT) *N=25*	Unauffällige (U) *N=60*	Sign.
Depressivität (D-S)	6.0	**15.7**	**20.5**	3.8	*1)*** DT>D>U,T*
Angst (STAI)	**45.8**	**52.3**	**58.1**	37.6	*** *DT,D>T,U*
Körperbeschwerden (B-L)	11.4	**23.5**	**25.0**	10.1	*** *DT,D>T,U*
Münchner Trauerskala (MTS)					
Traurigkeit	**4.0**	**2.8**	**4.1**	2.1	*** *DT,T>D>U*
Verlustangst	**3.3**	**3.4**	**3.9**	2.5	*** *DT,D,T>U*
Schuldhafte V.	1.6	1.6	**2.3**	1.3	*** *DT>U,T,D*
Ärger	1.5	**2.0**	**2.0**	1.4	** *DT>U*
Sinnsuche	**3.5**	3.0	3.4	2.7	** *T>U*

1) Varianzanalysen (Oneway) über die 4 Gruppen; fettgedruckte Mittelwerte sind signifikant erhöht im Scheffe-Test; F-Test: *** $p \leq .001$; ** $p \leq .01$

Frauen, bei denen eine *depressive Reaktion* kombiniert *mit* einer *Trauerreaktion* auftritt, sind unmittelbar nach ihrem Abort am depressivsten gestimmt: Ihre Werte entsprechen psychiatrischen Vergleichsgruppen (von Zerssen, 1976). Sie beklagen ebenso starke Ängste, Körperbeschwerden, Verlustangst und Ärger wie Frauen mit einer depressiven Reaktion. Bei ihnen treten Schuldgefühle, Betäubtsein, Unglauben, Wertlosigkeit, und Suizidgedanken hinzu. Zusätzlich berichten sie eine intensive Traurigkeit, entsprechend den Frauen mit einer Trauerreaktion.

Die "*unauffälligen*" Frauen zeigen weder eine intensive Trauer noch depressive Reaktion oder Angst, soweit die Meßinstrumente sensitiv genug sind.

Prognose von Trauerreaktion und depressiver Reaktion

Die langfristigen Ergebnisse der vier Gruppen wurden mit Varianzanalysen nach 6 und 12 Monaten verglichen. Multiple Varianzanalysen (MANOVA) wurden für die anfänglichen Fragebögen und 6 und 12 Monate nach der Fehlgeburt gerechnet mit den vier Gruppen als unabhängigen Variablen. Es wurden nur die Frauen eingeschlossen, die an allen 3 Meßzeitpunkten teilgenommen hatten. *Abbildung 3* zeigt den Verlauf von *Depressivität* im ersten Jahr, getrennt für die vier Gruppen.

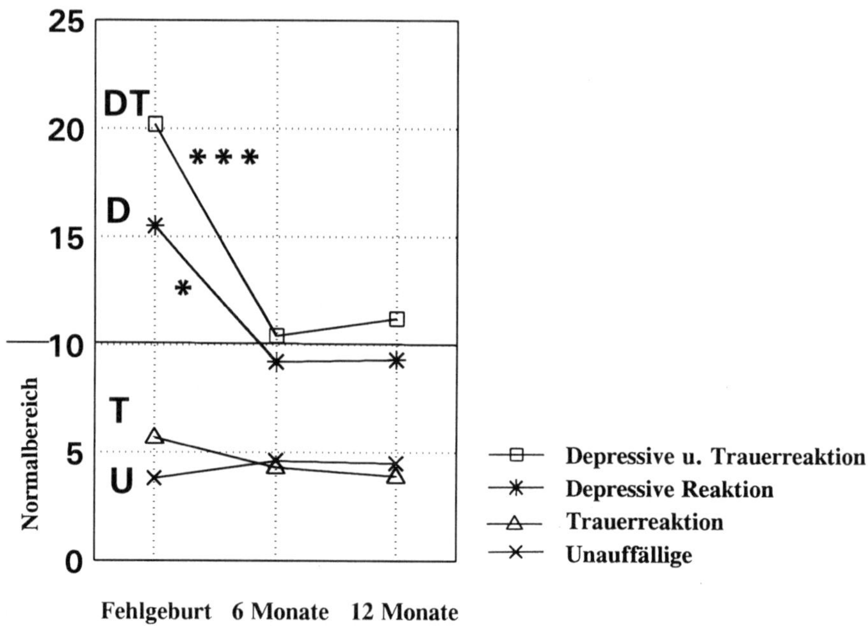

*MANOVA F-Test, $p \leq .001$; Interaktion Gruppe x Zeit $p \leq .001$; *** $p \leq .001$; * $p \leq .05$*

Abb. 3 Depressivität (D-S) im Laufe von 12 Monaten nach Fehlgeburt (N=83)

Wie die Abbildung zeigt, nimmt Depressivität in beiden depressiven Gruppen *innerhalb des ersten Halbjahres* ab, bleibt aber vor allem bei der kombinierten Gruppe deutlich erhöht und oberhalb des Normalbereiches. Bei anfänglicher Trauerreaktion und sonstigen Frauen bleibt sie beim Mittelwert der Durchschnittsbevölkerung. Noch nach 12 Monaten erfüllen 40% der Frauen in beiden depressiven Gruppen die Testkriterien für eine depressive Reaktion. Dies trifft auf keine Frau mit Trauerreaktion zu und nur auf 8% der anfänglich unauffälligen Frauen (Chi²). Ähnlich ist der Verlauf für *Körperbeschwerden* und Angst: Nach 12 Monaten haben beide depressiven Gruppen noch erhöhte Werte. *Traurigkeit* nimmt vor allem in den ersten 6 Monaten bei allen Gruppen allmählich ab.

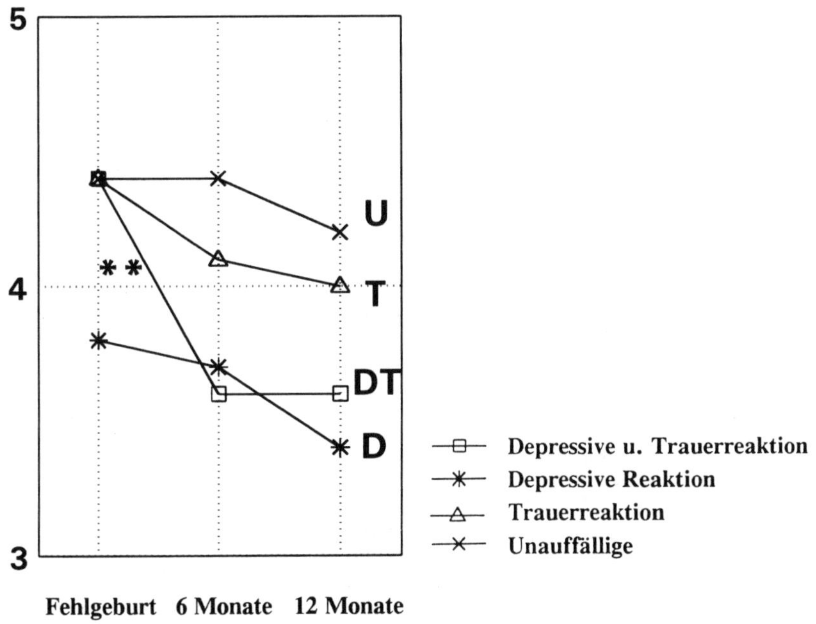

*MANOVA F-Test, p≤.001; Interaktion Gruppe x Zeit p≤.001; ** t-Test, p≤.01*

Abb. 4 **Unterstützung durch den Partner im Laufe von 12 Monaten nach Fehlgeburt (N=83)**

Wie *Abbildung 4* zeigt, berichten nur die Frauen anhaltende Beeinträchtigungen der sozialen Beziehungen, die depressiv auf ihren Verlust reagieren: Frauen mit einer depressiven Reaktion sind von Anfang an am unzufriedensten mit der Unterstützung durch ihren Partner. Bei kombiniert depressiver und Trauerreaktion verschlechtert sich innerhalb von 6 Monaten die Unterstützung durch den Partner anhaltend, und es kommt gehäuft zu Konflikten und Enttäuschungen. Daß bei dieser Gruppe die Verarbeitung des Verlustes stagniert, zeigt sich in einer *Anniversary- Reaktion* am Jahrestag ihres Abortes, anhaltenden Schuldgefühlen, Ärger und vermehrtem Schlafmittelgebrauch. Diese Frauen haben den größten Wunsch nach psychotherapeutischer Hilfestellung.

Einflußfaktoren für Trauerreaktion und depressive Reaktion

Entsprechend den Hypothesen entspricht die *Trauer* dem persönlichen Wert des Verlorenen:

- Frauen, die intensiv trauern, haben eine *positive und erwartungsvolle Einstellungen* zu ihrer vergleichsweise lange dauernden Schwangerschaft und eine ausgeprägte *Bindungsbereitschaft* zum heranwachsenden Kind entwickelt, für das sie viele Vorbereitungen getroffen haben. Ob bereits eigene Kinder vorhanden sind, spielt für die Gruppenzugehörigkeit keine Rolle.
- Auch bei geringer Bindungsbereitschaft wird eine *depressive Reaktion* durch den Verlust ausgelöst, wenn eine *zwiespältige Einstellung* zur verlorenen Schwangerschaft, *geringere persönliche* (Schulbildung) *und soziale Ressourcen*, unbewältigte Lebensereignisse und Belastungen in der Schwangerschaft sowie eine *Vorgeschichte von Depressionen* (80% vs. 36% in der Trauergruppe) vorliegen. 40% dieser Frauen hatten frühere Psychotherapie oder psychiatrische Konsultationen, während dies auf keine Frau in der Trauergruppe zutrifft.
- *Depressive Reaktionen* kombiniert *mit Trauer* treten bei Frauen auf, die eine ebenso lange Schwangerschaftsdauer und positive Einstellung zum verlorenen Kind entwickelt haben, jedoch eine Vorgeschichte von Depressionen und ungelösten Belastungen im vorangegangenen Jahr und in der Schwangerschaft.
- Die "*unauffälligen*" Frauen, die weder intensiv trauern noch depressiv reagieren, hatten eine positive, konfliktarme Einstellung zu ihrer Schwangerschaft und entwickelten in ihrer vergleichsweise kurzen Schwangerschaftsdauer keine starke Bindungsbereitschaft. Sie berichten gute persönliche und soziale Ressourcen.

Mit Hilfe einer *Diskriminanzanalyse* konnte die Gruppenzugehörigkeit aufgrund dieser Merkmale bei 73% korrekt vorhergesagt werden. Wie erwartet konnte eine depressive vollständig von einer Trauerreaktion unterschieden werden (100%). Die Unterscheidung depressiver Reaktionen mit und ohne Trauer gelang weniger gut (60%).

Eine *Trauerreaktion* soll an einem kurzen Fallbeispiel veranschaulicht werden:

Frau C., eine 29jährige Angestellte, hatte ihre zweite Fehlgeburt innerhalb eines Jahres in der 17. SSW. Sie ist tief traurig über diesen wiederholten Verlust und weint immer wieder heftig, als sie über ihre Sehnsucht nach ihrer toten Tochter spricht. Für sie war es sehr hilfreich, den toten Feten zu sehen. Sie findet Trost in den Erinnerungen an ihren Anblick und der Unterstützung durch ihren Mann und ihre Mutter. Als sich zufällig ein kleiner Vogel in ihr Zimmer verirrt und eine Feder zurückläßt, sieht sie dies als Zeichen der Hoffnung auf eine neue Schwangerschaft, die sie sehr wünscht.

Das folgende Beispiel zeigt eine *depressive Reaktion*:

Frau D., eine 33jährige, verheiratete Geschäftsfrau, konnte nicht glauben, daß ihr Kind tot war. Einige Tage zuvor hatte sie bei einer Routineultraschalluntersuchung sein Herz schlagen sehen. Vor der geplanten Kürettage wollte sie aus dem Krankenhaus davonlaufen, kollabierte jedoch. Nach dem Eingriff war sie niedergeschlagen und entwickelte schmerzhafte Mißempfindungen (Parästhesien) und Schwäche in beiden Armen und Beinen. Sie konnte nicht mehr gehen, die neurologische Untersuchung war jedoch unauffällig. Sie klagt über Appetit- und Gewichtsverlust, Schlafstörungen und vermindertes Interesse an ihrem Leben. Sie ist ablehnend und verbittert über den Mangel an Mitgefühl von Mann und Freunden. Beim Untersucher ruft sie keine Gefühle von Traurigkeit, vielmehr Distanziertheit und Irritation hervor. Sie berichtet von ihrer Hoffnung, die Geburt des 2. Kindes würde ihr erlauben, ihre berufliche Überlastung zu reduzieren und zu Hause zu bleiben. Sie fühlt sich schuldig, egoistisch und erlebt den Abort als Versagen. Während der folgenden Beratung geht sie durch eine kurze, intensive Phase der Trauer, die sie mit ihrem Mann teilen kann. Sie gewinnt ihr Selbstbewußtsein wieder und übernimmt die Versorgung ihrer 5jährigen Tochter, die sie ihrer Mutter übertragen hatte.

3.8 Bedeutung einer neuerlichen Schwangerschaft

Die Hoffnung auf eine neue Schwangerschaft bzw. die Freude darüber wird von 26% der Frauen nach einem Jahr als größte Hilfe bei der Bewältigung ihres Verlustes angegeben, gleich häufig wie Hilfe durch den Partner und häufiger als bereits vorhandene Kinder (8%). Fast alle Frauen haben nach ihrer Fehlgeburt den Wunsch nach einer neuerlichen Schwangerschaft, in der Mehrzahl für die nächsten Monate. Dies erscheint vielen als einzige Möglichkeit, Gefühle von Leere zu füllen oder sich ihrer Fähigkeit zu vergewissern, überhaupt ein Kind austragen zu können. Etwa ein Viertel der Frauen wurde innerhalb von 6 Monaten *wieder schwanger*, ein weiteres Viertel innerhalb von 12 Monaten. Nach einem Jahr hatten 12 Frauen bereits entbunden, gleich viele hatten jedoch einen neuerlichen Abort erlitten (21% bezogen auf die Gesamtzahl aller neuerlichen Schwangerschaften).

Eine erneute, erfolgreiche Schwangerschaft erscheint hilfreich für die Bewältigung der Fehlgeburt; Traurigkeit, Verlustangst und Ärger nehmen ab. Dies bedeutet aber nicht, daß sich das verlorene Kind einfach nahtlos ersetzten läßt:

> *"Unserer Tochter geht es gut. Sie ist eine kleine, aufgeweckte Maus. Aber niemals ist sie ein Ersatz für das Verlorene. Niemals habe ich oder werde ich in ihr das andere Kind sehen. Sie ist und ist nicht ein Trostpflaster" (18 Monate nach Fehlgeburt in der 13. SSW).*

Das Ausmaß von Verunsicherung oder wiederbelebter Trauer in der folgenden Schwangerschaft ist nicht zu unterschätzen (vgl. Bourne & Lewis, 1984): Selbst bei störungsfreiem Verlauf beklagen die meisten Frauen Ängste, oft auch Reizbarkeit und beeinträchtigtes Wohlbefinden in der nachfolgenden Schwangerschaft. Sie behalten die Schwangerschaft länger für sich und wollen sich nicht zu früh an das erwartete Kind binden, um sich eine erneute Enttäuschung zu ersparen: *"Man wartet erstmal ab, wie's wird"*.

Eine erneute Fehlgeburt hingegen verstärkt den Kummer: Frauen mit einem *neuerlichen Abort*, die nicht wieder schwanger sind, geht es nach 12 Monaten am schlechtesten, ähnlich wie nach ihrem früheren Abort: Sie beklagen die größte Depressivität, Angst, Körperbeschwerden, Traurigkeit, Verlustangst und Ärger, und sie suchen vermehrt Allgemeinärzte auf.

3.9 Zufriedenheit mit der medizinischen Versorgung und Wünsche nach Hilfen

Unmittelbar nach der Fehlgeburt ist die *Zufriedenheit* mit der medizinischen Versorgung bei der großen Mehrzahl (90%) der Patientinnen hoch, höher als bei der psychischen Betreuung durch Arzt und medizinisches Personal (78%). Als Gründe für Unzufriedenheit werden vor allem genannt: Alleingelassenwerden, Unverständnis (*"Machen Sie sich nicht soviel draus, Sie können doch wieder schwanger werden"*) und organisatorische Mängel wie wiederholte Untersuchungen oder lange Wartezeiten. Unzufrieden mit der *medizinischen Versorgung* äußern sich Frauen mit rezidivierenden Aborten. Intensivere *psychische* Betreuung wünschen vor allem Patientinnen, die früher unter Depressionen oder Ängsten gelitten haben.

Nach der *Entlassung* aus der Klinik fühlen sich viele Frauen alleingelassen, verwirrt über das plötzliche und unverständliche Ereignis *("Unsicherheit, ob nicht eine Fehlveranlagung da ist", "daß eine Fruchtblase vorhanden ist, aber kein Kind, verstehe ich nicht")* und ihre eigene, oft unerwartet heftige Reaktion. Wichtige Informationen, die in der emotional sehr belastenden Situation des Aborts gegeben wurden, werden nicht mehr erinnert.

Nach 6 Monaten haben fast alle Frauen ihren niedergelassenen Frauenarzt mindestens einmal zur Nachsorge aufgesucht. Immerhin 70% geben an, sie hätten mit ihm auch über die seelische Verarbeitung ihrer Fehlgeburt gesprochen. 27% geben an, sie hätten sich von ihrem Frauenarzt mehr Hilfe gewünscht. Diese Frauen sprachen mehrheitlich nicht mit ihm über die seelische Verarbeitung. Als Gründe nennen sie in erster Linie *"keine Zeit"* und *"keine persönliche Beziehung"*, selten *"Schamgefühl"*; nur wenige Frauen wünschten kein persönliches Gespräch.

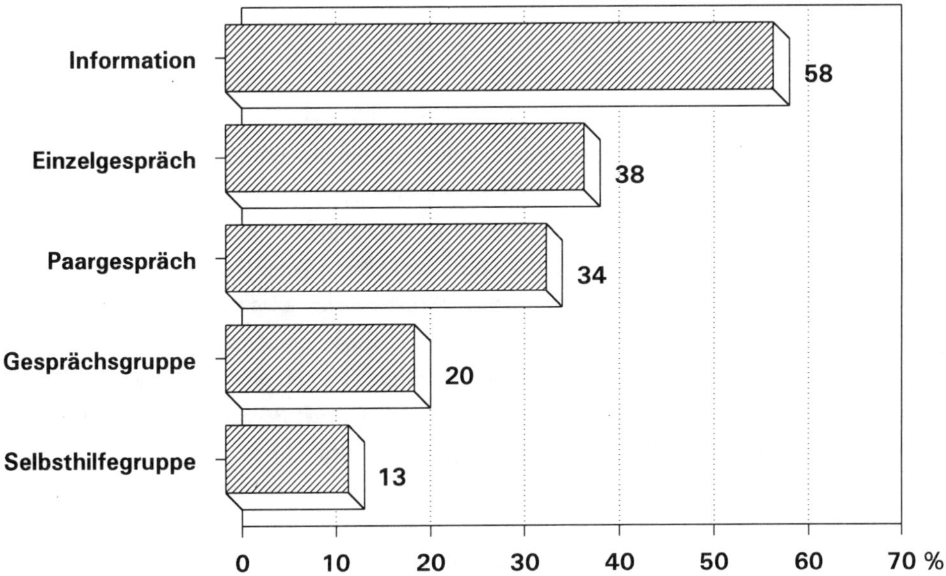

N=125 Patientinnen nach Fehlgeburt; Skalenpunkte 4 und 5 auf 5-Punkte-Skala

Abb. 5: Welche Hilfe wünschen Sie?

28% wechseln ihren Frauenarzt innerhalb eines Jahres, v.a. wenn ihr Gesprächswunsch nicht erfüllt wurde oder sie über mangelnde Einfühlung *("Seien Sie froh, daß es kein Krüppel wird")* enttäuscht sind.

Unter den *Wünschen nach Hilfestellungen (Abb. 5)* steht unmittelbar nach der Fehlgeburt ein großer Wunsch nach zusätzlicher Information im Vordergrund, gefolgt von Wünschen nach Einzel- und Paargesprächen, weit seltener nach Teilnahme an einer Gesprächs- oder Selbsthilfegruppe. Die Rangfolge der Wünsche bleibt im Laufe des Jahres gleich. Immerhin ein Viertel der Frauen wünscht noch nach einem Jahr Einzelgespräche über die seelische Verarbeitung des Aborts, ein Fünftel unter Hinzuziehung des Partners. Wünsche nach Hilfestellungen sind besonders groß bei depressiver Vorbelastung und bei einer kombinierten depressiven und Trauerreaktion. Diese Frauen suchen am häufigsten psychotherapeutische Hilfen auf (insgesamt 15% aller Frauen), die innerhalb der Studie angeboten wurden.

3.10 Lassen sich Selbsteinschätzungen durch klinische Beurteiler bestätigen?

Um Selbsteinschätzungen zu überprüfen, wurden in der *Validierungsstudie* weitere 30 Frauen mit Fehl- oder Totgeburt untersucht. Der Verlust ereignete sich durchschnittlich in der 18. Schwangerschaftswoche und lag im Mittel 3 Monate zurück. Die eingangs entwickelten Unterscheidungskriterien zwischen Trauer und depressiver Reaktion wurden als Fremdbeurteilungsskalen mit je 10 fünfstufigen Skalen erfaßt (1=gar nicht, 5=trifft völlig zu). Neben den bereits dargestellten Selbstbeschreibungsverfahren wurde das Strukturierte Klinische Interview des DSM-III-R angewandt (Wittchen et al., 1987). Einschätzungen des Interviewers wurden durch einen unabhängigen klinischen Beurteiler (H. Will) anhand der Tonbandaufzeichnungen der eingehenden Interviews überprüft (Beutel et al., 1995b).

Bei fast allen der 13 Frauen mit erhöhter Depressivität liegt klinisch eine Anpassungsstörung mit einer vorwiegend depressiven Symptomatik nach ICD-10 (1991) vor. Nur drei Frauen erfüllen die Kriterien für eine schwere Depression ("Major depression"). Diese Diagnosen werden für keine Teilnehmerin mit einer Trauerreaktion oder "unauffällige" gestellt. Wie *Tabelle 7* zeigt, lassen sich die klinischen Unterscheidungskriterien für Trauer und depressive Reaktion zuverlässig erfassen. Einschätzungen können unabhängig voneinander und mit einer guten Beurteilerübereinstimmung getroffen werden. Die Selbsteinschätzungen der Traurigkeit durch die Patientinnen werden gleichfalls durch die klinische Beurteilung bestätigt (*Tabellen C* und *D* im *Anhang*). Im Zentrum von Trauer steht die Auseinandersetzung mit dem verlorenen Kind, verbunden mit Sehnsucht, Kummer, Weinen, dem Bedürfnis, über den Verlust zu sprechen, Beschäftigung mit realen oder vermeintlichen Versäumnissen und der Suche von Trost bei anderen. Bei *depressiver Verarbeitung* sind stattdessen Selbstmitleid, enttäuschende Erinnerungen, Idealisierung des Verlorenen, Wertlosigkeit, Versagensgefühle, Scham, Untröstlichkeit, Hilf- und Hoffnungslosigkeit festzustellen.

Tab. 7: Klinische Kriterien: Trauer und depressive Reaktion nach Verlust einer Schwangerschaft bzw. eines Babys

Trauer (Cronbach α=.83)	**Depressive Reaktion** (Cronbach α=.87)
• Pat. weckt Mitgefühl u. Traurigkeit	Pat. weckt Distanziertheit, Ungeduld, Gereiztheit
• Beschäftigung mit Verlorenem	Selbstmitleid
• Gute, kostbare Erinnerungen an Schwangerschaft	Enttäuschende Erinnerungen
• Sehnsucht	Idealisierung des Verlorenen
• Kummer beim Anblick Schwangerer	Gefühle von Wertlosigkeit
• Weinen	Scham-, Versagensgefühle
• Bedürfnis zu sprechen	Vorwurfsvoller Rückzug
• Spezifische Selbstvorwürfe	Globale Schuldgefühle
• Trost bei anderen	Keine tröstlichen Aspekte
• Auflehnung	Hilf- und Hoffnungslosigkeit
Beurteilerübereinstimmung: *Spearman Rho=.92*	*Spearman Rho=.85*

Anhand der Fremdeinschätzungen gelingt es, Unterscheidungsmerkmale von Trauer und depressiver Reaktion besser zu differenzieren als mit der Selbstbeschreibungsskala: Selbstvorwürfe bei Trauer beschränken sich auf Gedanken, nicht genügend für den verlorenen Fetus getan zu haben: *"Vielleicht war es ein Fehler, nicht gleich in die Universitätsklinik zu gehen"*. Bei depressiver Reaktion bestehen hingegen globale, häufig quälende Schuldgefühle: *"Der Tod des Kindes ist die Strafe für den Schwangerschaftsabbruch vor 3 Jahren"*. Auflehnung über den Verlust bei Trauer führt nicht zu enttäuschtem und vorwurfsvollem Rückzug wie der Groll, der bei depressiver Reaktion festzustellen ist. Die Fremdratings ergänzen die Selbstbeurteilungen, indem sie auch diagnostische Merkmale zuverlässig erfassen, die nicht direkt erfragt werden können, sondern aus der Gegenübertragung des Untersuchers erschlossen: Während Trauer Mitgefühl und Traurigkeit beim Untersucher weckt, ruft eine depressive Reaktion eher Distanziertheit, Ungeduld oder Gereiztheit hervor (als Reaktion auf Selbstmitleid, außen- oder innengerichteten Ärger).

3.11 Schlußfolgerungen

Die Mehrzahl der Frauen empfindet ihre Fehlgeburt als bedeutsamen Verlust. Die Bindung zum heranwachsenden Embryo oder Feten entwickelt sich weit früher als bislang angenommen. Selbst wenn objektiv keine intakte Schwangerschaft nachzuweisen ist, handelt es sich in der Phantasie der Frauen oft bereits um ein Kind mit bestimmten Merkmalen. Ihre Bindungsbereitschaft drückt sich in Träumen, konkreten Vorbereitungen, Tagträumen und inneren Dialogen mit dem Kind aus.

Enttäuschend und verunsichernd werden häufig mangelnde Einfühlung und Verständnis für die persönliche Bedeutung des Verlustes durch Arzt und soziales Umfeld erlebt, denen es schwerfällt, die Tragweite des Verlustes zu verstehen. Nicht selten sind angesichts der mangelnden medizinischen Erklärung die Suche nach Schuld und Verantwortung bei der eigenen Person, Besorgnis über die Intaktheit des eigenen Körpers und die Fähigkeit, überhaupt ein Kind bekommen zu können.

Die Münchner Trauerskala ermöglicht eine zuverlässige Unterscheidung von Trauerreaktion und depressiver Reaktion als hauptsächliche Verarbeitungsformen dieses Verlustes. Die Unterscheidungskriterien (Kap. 2.5) konnten durch klinische Beurteiler erhärtet und ergänzt werden. Diese Unterscheidung hat wichtige Konsequenzen für die frühzeitige Erkennung und gezielte Behandlung einer problematischen Verlustverarbeitung:

Trauerreaktionen klingen im Laufe von 6 Monaten nach der Fehlgeburt deutlich ab. Längeranhaltende Beinträchtigungen von Wohlbefinden und sozialen Beziehungen, körperliche Beschwerden und Ängste sind nur bei Patientinnen mit anfänglicher depressiver Reaktion festzustellen. War die Schwangerschaft sehr gewünscht und bestand eine ausgeprägte Bindungsbereitschaft zum Kind, ist *Trauer* ein notwendiger Prozeß, der hilft, den Verlust zu überwinden. Risikomerkmale für eine *depressive Reaktion* sind eine zwiespältige Einstellung zur Schwangerschaft, eine Vorgeschichte von Depressionen, mangelnde soziale Ressourcen und unverarbeitete Belastungen.

So hilfreich der Eintritt einer *neuerlichen Schwangerschaft* oder die Hoffnung darauf ist, so ist diese zunächst für viele Frauen von Ängsten vor erneutem Verlust überschattet. Am schlechtesten geht es den Frauen, die innerhalb eines Jahres einen neuerlichen Abort erleiden.

Aufgrund ihrer großen Verunsicherung sind verbreitete Wünsche nach medizinischen Informationen und dem Gespräch über die seelische Verarbeitung verständlich. Hilfestellungen in der medizinischen Praxis werden in Kapitel 8.2 diskutiert, psychotherapeutische Zugangswege in Kapitel 9.3 und 9.5.

4 Die Fehlgeburt im Erleben des Partners und in der Partnerschaft

Dieses Kapitel greift das vernachlässigte Thema auf und stellt die Fehlgeburt aus Sicht der Partner dar. Ihre Bewältigung des Verlustes wird mit den Frauen verglichen, und es werden Folgen unterschiedlicher Bewältigungsmuster für die Partnerschaft untersucht.

4.1 Der "vergessene" Partner

Häufig wird angenommen, daß die Fehlgeburt für den Partner keinen schwerwiegenden Verlust darstellt. In einer neueren Übersichtsarbeit zur Rolle des Mannes in der Schwangerschaft und ihren Komplikationen wird dieses Thema nicht einmal erwähnt (Miller, 1993). Hartnäckig hält sich die Annahme, daß Männer erst im letzten Drittel der Schwangerschaft eine Bindung zu ihrem Kind entwickeln (Carr-Gregg & Lennox, 1993). Diese Annahmen erschienen uns unwahrscheinlich (Beutel et al., 1995c): Warum sollte ein zukünftiger Vater nicht über den Verlust seines ungeborenen Kindes trauern? Warum sollte er nicht mit seiner Partnerin mittrauern?

Cummings (1984) schreibt nach der Fehlgeburt seiner Frau (Ende des 3. Monats): "Da ich ein sehr emotionaler Mann bin, war ich in der ersten Schwangerschaft meiner Frau so voller Freude, daß ich kaum erwarten konnte, bis wir all die Dinge tun konnten, die frischgebackene Eltern tun. Ein Kinderzimmer einrichten, Babykleider kaufen, Umstandskleider für meine Frau, und vor allem, Spielzeug für das erwartete Kind, waren alles aufregende Aussichten" (S. 48, Übers. d. Verf.).

Wie erleben Frauen die Reaktionen ihres Partners? Black (1991) befragte 105 Frauen ein und sechs Monate nach Fehlgeburt (nach Amniozentese) oder Schwangerschaftsabbruch wegen kindlicher Fehlbildung. Ähnlich wie in unserer Studie (Kap. 3.5) erlebt die Mehrzahl der Frauen ihren Partner als wichtigste Quelle von

Unterstützung. Immerhin jede dritte Frau gibt jedoch an, daß ihr Partner seine Gefühle kaum zeigen konnte. Einige Frauen leiden noch nach 6 Monaten sehr unter dem Verlust, ihre Männer haben jedoch die Auseinandersetzung bereits abgeschlossen und sich äußeren Aktivitäten zugewandt. Sie erleben es als sehr belastend, wenn ihr Mann die Bedeutung ihres Verlustes nicht mehr anerkennt und seine Unterstützung zurückgeht.

Es liegen nur wenige Studien vor, die *beide* Partner befragen. Untersucht wurde eine kleine Anzahl von Paaren mit geringem Rücklauf. Ferner wurde nicht geprüft, welche Partner antworteten und welche nicht. Daher ist noch nicht klar, wie allgemeingültig die Ergebnisse sind. Meist wird die Verarbeitung einer Totgeburt oder des Todes eines Babys durch den Partner untersucht; lediglich Stinson et al. (1992) und Theut et al. (1989) schließen Fehlgeburten mit ein. Im Vergleich zu ihren Partnerinnen berichten Männer unabhängig von der Art des Verlustes geringere und kürzer dauernde Traurigkeit (Benfield et al., 1978; Stinson et al., 1992; aber nicht bei Theut et al., 1990), Angst (Dyregov & Matthiesen, 1987a), Schuldgefühle, Einsamkeit, Niedergeschlagenheit und Beschäftigung mit dem Verlust (Stinson et al., 1992). Es ist nicht klar, ob die beobachteten Geschlechtsunterschiede auf die weniger intensive Bindung der Männer an ihr Kind, die Scheu, ihre Trauer offen zu zeigen, oder beides zurückzuführen sind. Die Trauerwerte der Männer sind jedoch nicht einheitlich. In mehreren Studien werden im Gegensatz zur allgemeinen Tendenz Männer beschrieben, die eine *ausgeprägtere* Trauer zeigen als ihre Partnerinnen (Kennell et al., 1970; Benfield et al., 1978).

Der Verlust eines ungeborenen oder totgeborenen Kindes beeinflußt auch die *Partnerschaft*. Vor allem bei ihrem Partner suchen Frauen Trost und Unterstützung. Mehr als 40% der Frauen fällt es jedoch schwer, mit ihm über ihre Gefühle zu sprechen (vgl. Black, 1991). Vermeiden die Partner ihre Trauer zu zeigen, kommt es aus Sicht ihrer Frauen gehäuft zu Partnerschaftskonflikten (Dyregov & Matthiesen, 1987b). Najman et al. (1993) fanden in einer epidemiologischen Studie etwas gehäufte Trennungen und Konflikte in den ersten zwei Monaten nach dem Verlust eines Babys gegenüber einer Kontrollgruppe mit überlebenden Babys.

An angebotenen Beratungsgesprächen nehmen Partner nur selten teil; die begleitenden Männer werden als angespannt beschrieben, bemüht die Fassung zu wahren und keine Trauer zu zeigen (Forrest et al., 1982; Mandell et al., 1980).

4.2 Die befragten Paare

Um Gemeinsamkeiten und Unterschiede der Verarbeitung des Verlustes und Auswirkungen auf die Partnerschaft zu bestimmen, wurde eine Vergleichsuntersuchung von Paaren nach einer Fehlgeburt durchgeführt. Aufgrund der dargestellten Ergebnisse wurden folgende *Hypothesen* aufgestellt und geprüft (Beutel et al., im Druck b):

- Männner trauern, aber in geringerem Maße als ihre Partnerinnen.
- Sie zeigen Traurigkeit weniger offen und überwinden sie schneller.
- Ihre Bindungsbereitschaft ist in der Frühschwangerschaft geringer.
- Die Sorge der Männer um das Wohlbefinden der Partnerin ist von großer Bedeutung für die weitere Verarbeitung des Verlustes durch die Frauen.

Die Partnerbefragung erfaßte eine Teilstichprobe der Fehlgeburtstudie (Kap. 3.3). Sie begann aus organisatorischen Gründen ein paar Wochen nach der Befragung der Patientinnen. Bei 93 von 108 konsekutiven Abortpatientinnen wurde um das Einverständnis mit der Befragung ihres Partners nachgesucht. 15 Fälle konnten nicht in die Studie aufgenommen werden, da keine stabile Partnerschaft bestand oder die Partner keine hinreichende deutsche Sprachkenntnis hatten. 11 Frauen waren mit der Befragung ihrer Partner *nicht* einverstanden. Diese waren häufiger unverheiratet (55%) als die übrigen Frauen und hatten das Gefühl, der Partner hatte die Schwangerschaft viel weniger gewünscht als sie selbst. Von den erreichbaren Partnern sandten 56 (68%) ihre Fragebögen ausgefüllt zurück. *Teilnehmer* waren signifikant häufiger verheiratet (77%) als Verweigerer (54%). Die Nacherhebungsbogen sandten 47 Paare nach 6 Monaten, nach 12 Monaten immerhin 45 Paare ausgefüllt zurück. Die *Studienabbrecher* und *-abbrecherinnen* unterschieden von den Teilnehmern weder hinsichtlich soziodemographischer Merkmale noch der Reaktionen auf den Abort.

Die Männer waren durchschnittlich 33 Jahre alt, 3 Jahre älter als ihre Partnerinnen. Sie waren alle berufstätig. Die Fehlgeburt ereignete sich durchschnittlich in der 10. Schwangerschaftswoche (6.-16. Woche). 48% der Paare hatten bereits Kinder; 18% der Frauen hatten schon eine Fehlgeburt gehabt.

Männer und Frauen wurden getrennt hinsichtlich Depressivität und Körperbeschwerden mit jeweils 56 gleichaltrigen (gematchten) Männern und Frauen aus einer Zufallsstichprobe aus der Durchschnittsbevölkerung verglichen (von Zersssen, 1976).

Die Partner füllten nach der Fehlgeburt die gleichen *Fragebögen* wie ihre Partnerinnen zur Trauer (MTS), Depressivität (D-S), Angst (STAI) und Körperbeschwerden (B-L) aus sowie entsprechende Fragen zur Einstellung zur Schwangerschaft, zum Kind, und zur Partnerbeziehung *(Tab. 3)*. Diese wurden ihnen innerhalb einer Woche nach der Fehlgeburt ihrer Partnerin zugesandt. Beide Partner beantworteten nach 6 und 12 Monaten die gleichen Fragebögen, die ihnen getrennt zugesandt wurden.

Die *Auswertung* erfolgte mit mit dem SPSS (vgl. Kap. 3.3). Im Text werden wiederum nur statistisch signifikante Unterschiede zwischen den Partnern berichtet. Diese wurden mit parametrischen (t-Tests, Varianzanalyse, Korrelation) und nicht-parametrischen Verfahren (Chi^2) gesichert.

4.3 Geschlechtsunterschiede bei den Reaktionen auf die Fehlgeburt

Auf die offene Frage, was sie am meisten belastete, geben Männer *unmittelbar nach der Fehlgeburt* am häufigsten (60%) den *"Schmerz und Kummer meiner Frau"* an, *"daß meine Frau geweint hat"*. Dies ist nicht selten (11%) verbunden mit einem Gefühl von Ohnmacht: *"Am schlimmsten war, daß ich nicht helfen konnte, meine Machtlosigkeit und der Schmerz im Gesicht meiner Frau"*. Weniger häufig werden Ungewißheit, eigene Traurigkeit und Enttäuschung genannt: *"daß es nach 8 Jahren einmal funktioniert und wieder nichts ist!"*

Männer berichten unmittelbar nach der Fehlgeburt entsprechend den Hypothesen geringere Depressivität, Traurigkeit, Verlustangst, Ärger, Schuld, Sinnsuche, Körperbeschwerden, Angst und Ärger als ihre Partnerinnen (Beutel et al., 1995c). Depressivität und Körperbeschwerden entsprechen der Durchschnittsbevölkerung. Die Angst liegt geringfügig über den Normwerten.

Mit Hilfe der Münchner Trauerskala wurde untersucht, wie Männer ihre Trauer *ausdrücken*. Hierzu wurden die ausgeprägtesten Einzelitems (auf einer 5-Punkte-Skala von 1=gar nicht bis 5=sehr zutreffend) verglichen *(Abb. 6)*.

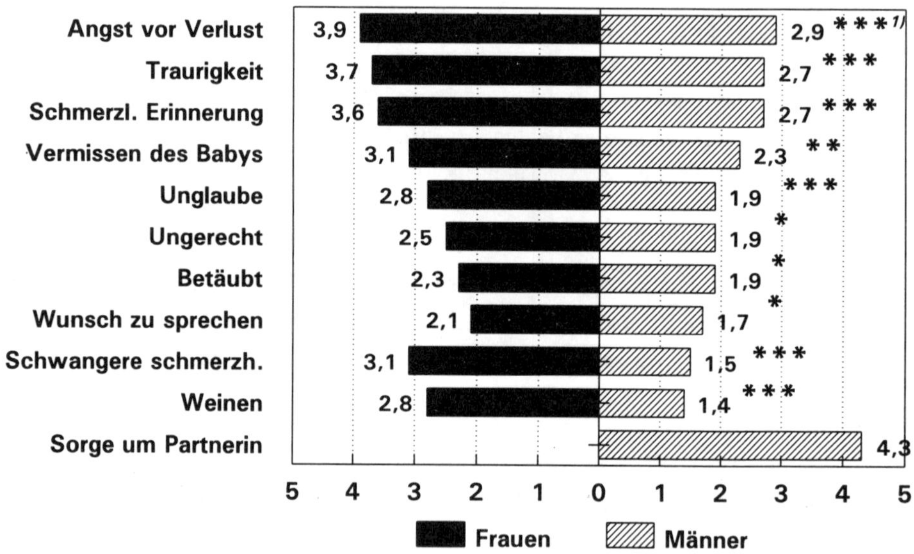

*1) N=56 Paare; 5-Punkte-Skala (MTS); *** p≤.001; ** p≤.01; * p≤.05*

Abb. 6: Trauer nach Fehlgeburt: Frauen und Männer im Vergleich

Entsprechend der Hypothese ist die *Intensität* der Reaktionen bei den Männern durchwegs geringer. Die *Rangfolge* der Reaktionen (z.B. Angst vor künftigem Verlust, Traurigkeit, schmerzliche Erinnerungen, Sehnsucht, Unglaube) ist jedoch bei beiden Geschlechtern gleich. Demnach gibt es keine qualitativen Unterschiede beim Ausdruck von Trauer, mit zwei Ausnahmen: Männer weinen über den Verlust seltener, d.h. sie zeigen ihre Traurigkeit weniger offen. Sie finden es weniger schmerzhaft, schwangere Frauen zu sehen.

Im Gegensatz zu den allgemeinen Ergebnissen haben 10 Männer höhere Werte von Traurigkeit als ihre Partnerinnen, jedoch ohne erhöhte Depressivität oder Körperbeschwerden. Ihre Traurigkeit über den Verlust hängt eng mit der Freude über die Schwangerschaft ihrer Frau zusammen (r=.39).

52% der Männer grübeln über die *Ursache* der Fehlgeburt. Im Unterschied zu den Frauen stellen diese Männer biologische Ursachen (30%), "Streß" und "unbekannt" (jeweils 20%) im Vordergrund. Selten werden äußere Einflüssen (*"Tschernobyl"*), Eigenverschulden, Schuld der Partnerin (z.B. Rauchen) oder

Schicksal angeschuldigt. Möglichkeiten der Vermeidung einer Fehlgeburt werden gleichrangig im eigenen Verhalten und dem der Partnerin vermutet.

4.4 Einstellung zur Schwangerschaft und Bindungsbereitschaft

Um die Bedeutung der Fehlgeburt zu verstehen, wurden Einstellungen zur Schwangerschaft und Bindungsbereitschaft auch bei den Männern erfragt. Obgleich sie einen etwas geringeren Kinderwunsch äußerten als ihre Frauen, reagieren Männer gleichermaßen erfreut, aber weniger besorgt über die Feststellung der Schwangerschaft. Sie trafen weniger Vorbereitungen für das Kind und meinen, sie hätten Belastungen in dieser Zeit besser bewältigt als ihre Partnerinnen.

Über die Hälfte der Männer hatte bereits *Wunschvorstellungen* in Bezug auf Geschlecht ihres Kindes, Persönlichkeit oder Ähnlichkeit mit einer bestimmten Person, genauso häufig wie die Frauen: *"ein freches Mädchen mit Zöpfen", "eine Mischung aus meiner Frau und mir"*. Sie berichten seltener Träume von der Schwangerschaft *("hatte meine Tochter auf dem Arm und zeigte sie Freunden")* als die Frauen. Für die Bindungsbereitschaft der Männer erscheint der Anblick des Kindes bei der Ultraschalluntersuchung als ein entscheidender Meilenstein. Hierzu hatten nur 40% Gelegenheit, seltener als die Frauen.

4.5 Bewältigung der Fehlgeburt

Zwei Drittel der Männer versuchen, sich von ihrer Trauer durch Arbeit *abzulenken*. Wie *Tabelle 8* zeigt, haben sie im Vergleich zu ihren Partnerinnen einen geringeren Wunsch, über ihren Verlust zu sprechen und finden Gespräche mit Verwandten oder Bekannten weniger hilfreich. Sie geben weniger häufig an, Menschen außerhalb ihrer Partnerschaft zu haben, auf die sie zählen können. Seltener äußern sie den Wunsch nach professioneller Unterstützung als ihre Partnerinnen. Wenn Männer zusätzliche Unterstützung wünschen, tun sie es nicht für sich selbst, sondern für die Partnerin allein (16%) oder mit ihr gemeinsam. Den größten Wunsch nach einem gemeinsamen Gespräch mit einem Arzt oder Psychotherapeuten über die seelische Verarbeitung des Aborts haben Männer, die sich über die intensive Trauer ihrer Partnerin sorgen. Insgesamt steht bei den Männern der Wunsch nach Information eindeutig im Vordergrund, viel stärker als bei den Frauen. Anmerkungen der Partner zum Fragebogen sind überwiegend technischer Art, etwa bzgl. spezieller Auswertungsdetails.

Tab. 8: Was hilft bei der Bewältigung der Fehlgeburt? (N=56 Paare)

	Frauen	Männer	
Darüber sprechen	3.8	3.2	*1)***
Auf andere zählen können	3.8	2.4	***
Vertrauensperson außerhalb Partnerschaft	89%	64%	*2)****
Wunsch nach...			
Einzelgespräch	49%	0%	
Paargespräch	44%	24%	**

*1) 5-stufige Skala; 1=gar nicht, 5=sehr; t-test; 2) Chi²; *** $p \leq .001$; ** $p \leq .01$*

4.6 Trauerreaktion und depressive Reaktion im Laufe des Jahres

Um die langfristigen Folgen 6 und 12 Monate nach der Fehlgeburt zu bestimmen, wurden multiple Varianzanalysen über die Ausgangswerte der Skalen und die Ergebnisse nach 6 und 12 Monaten gerechnet. Zeit und Geschlecht waren die unabhängigen Variablen; nur die Paare wurden in die Auswertung eingeschlossen, die an allen drei Erhebungszeitpunkten teilgenommen hatten.

Abbildung 7 veranschaulicht die prognostische Bedeutung der anfänglichen Geschlechtsunterschiede zwischen Trauer und Depression. Zu allen drei Erhebungszeitpunkten sind sowohl Trauer als auch Depressivität bei den Frauen signifikant höher als bei den Männern; in beiden Gruppen nehmen die Werte mit der Zeit ab.

Frauen haben auch nach *6 Monaten* höhere Werte von Depressivität und Traurigkeit als ihre Männer. Nach 12 Monaten sind nur noch ihre Trauerwerte erhöht; so denken Frauen noch häufiger an ihre Fehlgeburt und sprechen öfter darüber als ihre Partner. Für die Männer sind Erinnerungen weniger schmerzlich, und der Abort hat weniger Einfluß auf ihr Leben. Auch Schuldgefühle und Angst vor künftigem Verlust bleiben bei den Frauen gegenüber den Männern erhöht (ausführlich Beutel et al., im Druck b).

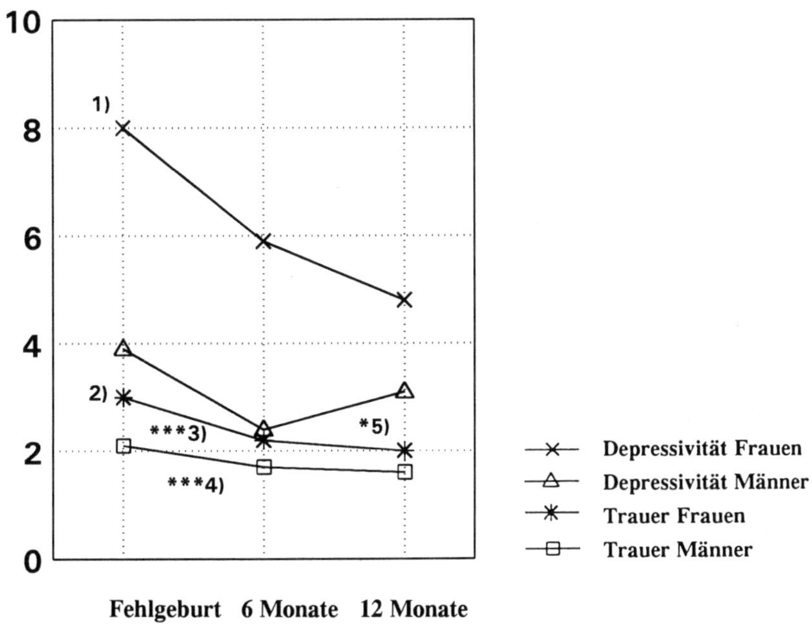

*1) MANOVA für D-S: Geschlecht, p≤.01; Zeit, p≤.001; 2) für MTS: Geschlecht und Zeit p≤.001; Interaktion, p≤.01; 3)-5) t-tests; *** p≤.001; * p≤.05*

Abb. 7: Trauer (MTS) und Depressivität (D-S) im Laufe des Jahres nach Fehlgeburt: Frauen und Männer im Vergleich (N=39-41 Paare)

Vergleicht man die Trauerwerte der *einzelnen Paare*, findet sich eine signifikante, aber geringe Korrelation zwischen ihrer Depressivität (.29), Körperbeschwerden (.28) und schuldhafter Verarbeitung (.23) unmittelbar nach der Fehlgeburt. Höher ist der Zusammenhang zwischen ihrer Traurigkeit und Verlustangst (.42 bzw. .47) der 6 Monate anhält (.51 bzw. .43). Dies kann als Indiz gesehen werden, daß sich die Traurigkeit, aber auch die Angst vor künftigen Verlusten von den Partnerinnen stärker auf die Männer überträgt als eine depressive Verstimmung. Nach 12 Monaten verschwindet die Übereinstimmung.

4.7 Folgen unterschiedlicher Bewältigungsmuster für die Partnerschaft

Unmittelbar nach der Fehlgeburt empfinden 75% der Frauen ihre Partner zunächst als verständnisvoll und rücksichtsvoll, aber dies nimmt im Laufe der Zeit ab. Weitere 14% beklagen jedoch, daß ihr Partner vermeidet, über den Verlust zu sprechen. Nach 6 bzw. 12 Monaten beklagen dies immerhin 29% bzw. 27% der Frauen. Um den Einfluß der Unterstützung des Partners auf Trauer und depressive Reaktionen ihrer Partnerinnen zu bestimmen, wurden die Frauen, die die Unterstützung durch den Partner als besonders gut einschätzen (das höchste Quartil, d.h. 25%), mit denen verglichen, die sie besonders schlecht beurteilen (das niedrigste Quartil): Frauen mit geringerer Unterstützung haben höhere Depressivität und Angst als Frauen mit guter Unterstützung. Die verfügbare Unterstützung hat jedoch keinen Einfluß auf die Traurigkeit.

Um die Einflüsse von Traurigkeit und Depressivität der Frauen auf die Reaktionen der Männer und die Qualität der Partnerschaft zu bestimmen, wurden wiederum die Extremgruppen (jeweils die höchsten und niedrigsten 25%, d.h. Quartile) verglichen: Kurz nach der Fehlgeburt fühlen sich die Männer stärker belastet, wenn ihre Partnerinnen entweder depressiv-gereizt oder traurig reagieren, und sie sind vermehrt besorgt über ihr Wohlbefinden. Sechs Monate später beklagen Frauen, die weiter depressiv sind, daß ihre Partner vermeiden, über den Verlust zu sprechen. Häufiger als nicht - depressive Frauen sind sie unzufrieden mit der Unterstützung durch ihren Partner. Nach 12 Monaten beklagen die depressiven Frauen weiterhin die Vermeidung ihres Partners und berichten vermehrte Konflikte mit ihm. Diese Daten deuten auf einen Teufelskreis aus Depression, Gereiztheit, mangelnder Unterstützung und Partnerkonflikt (Kap. 9.4).

4.8 Schlußfolgerungen

Entgegen verbreiteten Überzeugungen ist die Aufgabe von Hoffnungen, Erwartungen an und Phantasien über das Kind nach der Fehlgeburt eine wesentliche Quelle von Trauer für *beide* Partner. Das Spektrum der Reaktionen auf den Verlust ist bei beiden Geschlechtern groß und reicht von milder Enttäuschung bis hin zu tiefer Trauer bzw. Niedergeschlagenheit. Entsprechend unseren Hypothesen trauern Männer, aber weniger intensiv und anhaltend als ihre Partnerinnen. Sie erleben ihre Trauer ähnlich wie ihre Partnerinnen, zeigen sie aber weniger offen, und finden es weniger schmerzlich, schwangere Frauen zu sehen.

Männer trauern weniger, da sie nicht die körperlichen Empfindungen verspüren, die die Frühschwangerschaft begleiten, und sie hatten seltener Gelegenheit, ein Ultraschallbild des lebenden Feten zu sehen. Traurigkeit und Angst vor erneutem Verlust können von den Frauen auf ihre Männer übertragen werden.

Entgegen den allgemeinen Ergebnissen gibt es eine Gruppe von Männern, die sich sehr über die Schwangerschaft gefreut haben und stärker trauern als ihre Partnerinnen (Cummings, 1984).

Die Mehrzahl der Frauen fühlt sich unmittelbar nach dem Abort durch ihren Partner gut unterstützt. Übereinstimmend mit den Ergebnissen von Dyregov und Matthiesen (1987b) beklagt eine zunehmende Zahl von Frauen nach 6 und 12 Monaten, daß ihr Partner vermeidet, über die Fehlgeburt zu sprechen.

Wie Studien über den Verlauf von depressiven Reaktionen bei Frauen zeigen, ist der Mangel sozialer Unterstützung eine wesentliche Risikogröße für akute und anhaltende depressive Reaktionen. Die Frauen, die mit depressiven Reaktionen und Gereiztheit reagieren, beklagen sich, daß ihre Partner vermeiden, über den Abort zu sprechen, was zu Konflikten zwischen ihnen führt. Andererseits fühlen sich die Männer besorgt und belastet, wenn ihre Frauen anhaltende und depressive Reaktionen und Reizbarkeit erleben, und viele flüchten sich in vermehrte berufliche Aktivität (Beutel, 1995).

Das Ausmaß von Partnerkonflikten wird vermutlich unterschätzt, da Frauen, die die Teilnahme ihres Partners an der Studie ablehnen, vermehrt Konflikte mit ihm bzgl. der Schwangerschaft berichten. Therapeutische Schlußfolgerungen für die Einbeziehung des Partners in die medizinische Behandlung werden in Kapitel 8.2, psychotherapeutische Möglichkeiten der Paartherapie in Kapitel 9.4 diskutiert.

5 Verarbeitung von Totgeburt und Tod eines Neugeborenen

Entsprechend dem Schwerpunkt der eigenen Studie sollen vor allem die langfristigen seelischen, körperlichen und sozialen Folgen dargestellt werden. Diese werden mit den Folgen der Fehlgeburt in der Frühschwangerschaft verglichen. Besondere Merkmale der Verarbeitung des plötzlichen Säuglingstodes (SIDS) werden gegenübergestellt.

5.1 Häufigkeit und Ursachen

Wenn ein Kind mit einem Geburtsgewicht von mehr als 500 Gramm (etwa ab der 22. Woche) tot geboren wird, spricht man nach der WHO von einer *Totgeburt* ("stillbirth") oder "intrauterinem Fruchttod". Wie in Kapitel 3.1 erläutert wird, wurde in unseren Studien die Grenze bei der 20. Woche gezogen. Die *perinatale Sterblichkeit* umfaßt die Periode kurz vor, während und nach der Geburt bis zum 7. Tag, im amerikanischen Sprachgebrauch ("perinatal death") bis zum 28. Tag.

Die Häufigkeit von *Totgeburten* (20. bis 27. Woche) liegt zwischen 5 und 12 pro 1000 Geburten (Schauer et al., 1992). Etwa gleich viele Kinder sterben bei der Geburt oder in den ersten 7 Lebenstagen (Maier, 1981). Ein erhöhtes Risiko besteht bei jungen (<20) und älteren Frauen (>35 Jahre), Unverheirateten, Mehrlingsschwangerschaft, und Alkohol- und Nikotinkonsum in der Schwangerschaft (Petitti, 1987). Als *Hauptursachen* für Totgeburt und perinatale Mortalität gelten vorzeitige Placentalösung, Fehlbildungen des Kindes, mütterliche Erkrankungen (Bluthochdruck, Diabetes, Infektion, Blutgruppenunverträglichkeit), Nabelschnurkomplikationen und Mangelversorgung des Kindes aus ungeklärten Gründen. Frühgeburten sind Hauptursache für den Tod von Neugeborenen (Maier, 1981; Schauer et al., 1992).

Durch die Fortschritte der intensivmedizinischen Betreuung haben heute Kinder ab einem Geburtsgewicht von ca. 500 Gramm eine Überlebenschance, wenn auch mit stark erhöhtem Risiko von bleibenden Behinderungen. Da sich der rechtliche Status eines Kindes an seiner Überlebensfähigkeit orientiert, wurden die gesetzlichen Bestimmungen in jüngster Zeit geändert: Hat das Baby bei der Geburt gelebt, wird es unabhängig vom Gewicht mit seinem Vornamen in das Geburten- und Sterberegister eingetragen, und es erfolgt eine individuelle Bestattung. Auch totgeborene Kinder mit einem Gewicht von mehr als 500g werden neuerdings standesamtlich registriert, aber ohne Vornamen, und es erfolgt eine individuelle oder anonyme Bestattung. Viele Betroffene wissen nicht, daß eine Bestattung unterhalb dieser Gewichtsgrenze meist möglich ist, wenn sie dies wünschen. Einen Überblick über die gesetzlichen Regelungen gibt der *Patienteninformationsbogen* im Anhang.

Im folgenden wird der Begriff "Totgeburt" als Überbegriff für den Verlust eines Kindes ab der 20. Schwangerschaftswoche verwandt, auch wenn das Kind lebend geboren wird, aber kurz nach der Geburt stirbt. Im Unterschied zu den meisten Frauen, die eine Fehlgeburt erleiden, haben diese Frauen in der Regel bereits Kindsbewegungen verspürt. Es erfolgt in der Regel eine Entbindung auf natürlichem Wege.

5.2 Eine "leere Tragödie"?

Wie Frauen und ihre Partner damit fertig werden, wenn sie ihr Kind in der Schwangerschaft, bei oder kurz nach der Geburt verlieren, wurde lange weder in der Klinik noch in der Forschung beachtet. Gestützt auf die Überzeugung, daß sich eine Bindung an das Kind erst nach der Geburt herstelle, sah man es als unnötig schmerzlich an, Eltern zur Auseinandersetzung mit dem Verlust zu ermutigen. Daß die Verleugnung der Bedeutung einer Totgeburt auch dazu dient, sich eigene schmerzliche Gefühle von Trauer, Schuld und Versagen zu ersparen (Leon 1992a), zeigen u.a. die Ergebnisse der Pionierstudie von Bourne (1968): Die Hausärzte von je 100 zufällig ausgewählten Frauen antworteten auf eine schriftliche Befragung nach den medizinischen und psychologischen Umständen einer Totgeburt seltener, ungenauer und unvollständiger als nach einer Lebendgeburt. Die Interpretation der Autoren, daß sich die Arzt-Patient-Beziehung verschlechtert, wenn Ärzte die Auseinandersetzung mit dem Verlust vermeiden, wird durch die Beobachtung gestützt, daß es in diesen Fällen häufiger zum Arztwechsel kam.

Erste angelsächsische Studien seit dem Ende der 60er Jahre kennzeichneten eine Totgeburt nachdrücklich als *"Nichtereignis"* ("non-event", Lewis & Page, 1978): "Ein Totgeborener ist jemand, der nicht existierte, eine Nicht-Person und oft ohne Namen. Es ist eine leere Tragödie und eine schmerzhafte Leere, über die schwer zu sprechen ist" (S. 237, Übers. d. Verf.). Nach der Geburt ihres Kindes fühlen Mütter oft Traurigkeit (Kap. 2.4) über den Verlust ihres "inneren" Babys, für den sie aber durch das lebendige, "äußere" Baby entschädigt werden. Umso schmerzlicher ist es, wenn ihr Baby bei oder nach der Geburt stirbt.

In ihrer wegweisenden Pionierstudie plädierten Kennell et al. (1970) dafür, Frauen die Möglichkeit zu geben, ihr verstorbenes Kind zu sehen und zu berühren. Zahlreiche klinische Beobachtungen zeigen ein großes Maß von Leid und Schmerz bei der Mehrzahl der Betroffenen. Wie bereits bei der Fehlgeburt (Kap. 3.4) gezeigt wurde, erkannte man, daß sich eine intensive Bindung an das Kind bereits lange vor der Geburt einstellt. Einflußreich auf die Praxis war auch die Erkenntnis, daß der Verlust erinnert werden muß, um ihn erfolgreich betrauern zu können. Es kam dadurch zu einer dramatischen Veränderung der Einstellung zur Totgeburt und der medizinischen Versorgungspraxis.

Systematische Studien zur *Verarbeitung* der Totgeburt sind noch rar. Die wenigen vorliegenden Längsschnittstudien (Clarke & Williams, 1979; Forrest et al., 1982; La Roche et al., 1984; Wolff et al., 1970) sind aufgrund der unterschiedlichen Meßverfahren und Einschlußkriterien (ab der 20. oder 28. SSW bis zu einem Lebensalter von 2 bis 42 Tagen) kaum vergleichbar. Clarke und Williams fanden mit Hilfe des Beck Depressions-Inventar (BDI), daß 20% der Frauen nach ihrer Totgeburt mäßig depressiv sind; häufiger als nach einer Lebendgeburt mit 4%. Nach 6 bzw. 12 Monaten waren noch 12-13% depressiv. Vermutlich wird die Langzeitbelastung unterschätzt, da am häufigsten die Frauen die Studie abbrachen, die auf ihre Totgeburt depressiv reagiert hatten. Eine ausgeprägte Verschlechterung des subjektiven Gesundheitszustandes berichten 21% der Frauen zwischen 6 Monaten und 3 Jahren nach ihrer Totgeburt, vergleichbar verwitweten Frauen (Nicol et al., 1986). *Langzeitfolgen* (v.a. depressive Syndrome und Ängste) bestehen in einigen klinischen Berichten über Jahre fort oder treten als verzögerte Trauerreaktion anläßlich von gynäkologischen Untersuchungen, Eingriffen, Jahrestagen oder anderen Verlusten auf.

Etwas überraschend kommt eine Reihe von Studien zum Ergebnis, daß eine Fehlgeburt in der Frühschwangerschaft gleichermaßen schwerwiegend ist wie eine Totgeburt (Leppert & Pahlka, 1984; Neugebauer et al., 1992; Peppers & Knapp, 1980; Smith & Borgers, 1988-89). Andere (z.B. Cuisinier et al. 1993; Theut et al., 1989; Lasker & Toedter, 1991) stufen die Totgeburt als schwerwiegenderen Verlust ein.

Diese Widersprüche lassen sich auflösen, wenn man - entsprechend der hier getroffenen Differenzierung - zwischen Trauer und Depression als den hauptsächlichen Reaktionen auf einen Verlust unterscheidet: Studien, die *depressive*

Verstimmungen messen, finden vergleichbare Raten nach Fehlgeburt, Totgeburt und Schwangerschaftsabbruch wegen kindlicher Fehlbildung (Kap. 6). In den Studien, die vorwiegend *Trauer* erfassen (Theut et al., 1989; Lasker & Toedter, 1991) ist diese nach einer Totgeburt deutlich stärker und länger anhaltend.
Von welchen *Einflußgrößen* hängt die Verarbeitung der Totgeburt ab?

- Kennell et al. (1970) und Nicol et al. (1986) fanden, daß die Intensität der Trauer unabhängig von der *Überlebensdauer* des Kindes ist. Murray und Callen (1988) zufolge erholen sich Frauen nach dem Tod eines Neugeborenen rascher als nach einer Totgeburt.
- *Vorausgegangene Aborte* spielen nach Kennell et al. (1970) und Nicol et al. (1986) ebensowenig eine Rolle wie das *Vorhandensein von Kindern*. La Roche et al. (1984) hingegen fanden, daß Frauen, die bereits Kinder haben, vermehrt mit Trauer und Depression auf eine Totgeburt reagieren.
- Die Verarbeitung des Verlustes wird durch mangelnde *Unterstützung* (Nicol et al., 1986), *Kommunikation* (Kennell et al., 1970) und *Nähe* in der Partnerschaft, sowie soziale Isolation (Forrest et al., 1982) erschwert.
- Kennell et al. (1970) fanden, daß Frauen intensiver trauern und häufiger eine Beerdigung arrangieren, wenn sie ihr verstorbenes Kind *berühren* und *sehen*. Es läßt sich daraus nicht entscheiden, ob sie eher bereit sind, mit der schmerzlichen Realität umzugehen oder dies den Trauerprozeß erleichtert. Für die letztere Hypothese spricht, daß die Frauen, die ihr verstorbenes Kind weder gesehen noch gehalten haben, verstärkt depressiv reagieren (La Roche et al., 1984). Nicol et al. (1986) fanden, daß diejenigen Frauen, die ihr Kind sahen, aber nicht berührten, größere Probleme in der Verarbeitung haben. Erfolgt keine Beerdigung des Kindes, sind Trauer und Depressivität erhöht (La Roche et al., 1984).
- Nicol et al. (1986) fanden eine ungünstigere Verarbeitung bei Frauen, die einem gravierenden, persönlichen oder familiären *Lebensereignis* in der vorausgegangenen Schwangerschaft ausgesetzt waren.
- Theut et al. (1988) zufolge bestehen in der *nachfolgenden Schwangerschaft* große Ängste vor erneutem Verlust. Trauer nimmt nach Geburt eines gesunden Kindes signifikant ab. Da eine Kontrollgruppe ohne erneute Schwangerschaft fehlt, ist aber nicht auszuschließen, daß die beobachtete Abnahme von Trauer auf die verstrichene Zeit zurückgeht. Bourne und Lewis (1984) warnen aufgrund klinischer Erfahrung vor einer zu raschen erneuten Schwangerschaft, da die Trauer nicht durchgearbeitet werden könne und es zu verzögerten Trauerreaktionen während der folgenden Schwangerschaft oder nach der Geburt kommen könne. Dafür sprechen die Studien von Wolff et al. (1970) und Rowe et al. (1978), die (allerdings in einem Telefoninterview!) ein höheres Maß an "pathologischer" Trauer fanden, wenn die erneute Schwangerschaft innerhalb von 5 Monaten eintritt oder ein überlebender Zwilling vorhanden ist. Davis et al. (1989) zufolge sind jedoch Frauen mit dem Rat ihres Arztes, 6 bis 12 Monate vor einer neuerlichen Schwangerschaft abzuwarten, unzufrieden und halten sich kaum daran. Frauen mit kurzem

Schwangerschaftsabstand äußern sich weder übermäßig ängstlich gegenüber dem folgenden Kind noch empfinden sie es als "Ersatz" für das verlorene.

In den folgenden Abschnitten werden die *langfristigen Folgen* und kontroversen *Einflußfaktoren* auf die Verarbeitung einer Totgeburt untersucht.

5.3 Die befragten Frauen

Einbezogen wurden Frauen aus 2 Münchner Universitätskliniken, die innerhalb der vergangenen 7 Jahre eine Totgeburt ab der 20. Schwangerschaftswoche erlitten hatten oder deren Kind in den ersten 7 Tagen nach der Geburt verstorben war. Ausgeschlossen wurden Frauen, die nicht über ausreichende deutsche Sprachkenntnis verfügten und bei denen eine Geburtseinleitung aus medizinischer oder kindlicher Indikation erfolgte.

Von den 77 Frauen, die die Aufnahmekriterien erfüllten, nahmen 51 (66%) an der Studie teil. Als Gründe für die Ablehnung nannten Frauen, es sei ihnen zu belastend, "keine Zeit" oder "große räumliche Entfernung". Wie die Analyse der Krankenakten ergab, unterscheiden sich Nichtteilnehmerinnen nicht von ihnen hinsichtlich Zeitdauer seit dem Verlust, Alter, Schwangerschaftsdauer, gynäkologischer Anamnese und Versicherungsstatus.

Als Kontrollgruppe wurden Depressivität und Körperbeschwerden wiederum mit einer entsprechenden Zahl von zufällig ausgewählten, gleichaltrigen Frauen aus einer *Repräsentativerhebung* (N=1666; von Zerssen, 1976) verglichen. Die Frauen, deren Totgeburt weniger als 1 Jahr zurücklag (im Mittel 6 Monate) wurden mit den 94 Frauen aus der prospektiven Studie verglichen (Kap. 3.3), die durchschnittlich 6 Monate zuvor eine Fehlgeburt erlitten haben.

Zum Zeitpunkt des Interviews waren die Frauen durchschnittlich 33 Jahre alt. Der Verlust des Kindes hatte sich im Mittel 32 (1 bis 84) Monate vor der Befragung ereignet. Es handelte sich in 41 Fällen (80%) um einen intrauterinen Fruchttod um die 31. (20. bis 41. Schwangerschaftswoche); bei 10 Patientinnen starb das Kind während oder innerhalb der ersten 7 Tage nach der Geburt. Fast alle Frauen waren verheiratet (96%), hatten in der Mehrzahl eine gute Schulbildung, waren zumindest teilzeit berufstätig (67%) und hatten zum Zeitpunkt der Befragung Kinder (71%).

Bezogen auf den Zeitpunkt ihres Verlustes unterschieden sich Frauen mit einer Totgeburt nicht von den Patientinnen mit einer *Fehlgeburt* hinsichtlich Alter, Zahl der Kinder, früheren Aborten und Schwangerschaftsabbrüchen. Häufiger sind sie verheiratet, und ihre Schulbildung ist signifikant geringer als bei den Abortpatientinnen.

In einem 1 bis 2stündigen Interview (in der Regel in der jeweiligen Klinik) wurden die gleichen *Meßverfahren* für Trauer (MTS), Depressivität (D-S), Körperbeschwerden (B-L) Angst (STAI) vorgelegt wie in der Fehlgeburtstudie *(Tab. 3)* und ergänzt durch Fragen, die auf die Besonderheiten dieses Verlustes zugeschnitten waren.

5.4 Umstände des Verlustes und unmittelbare Reaktionen

Unabhängig von der verstrichenen Zeit seit dem Verlust geben fast alle Frauen rückblickend an, sie (90%) und ihr Partner (82%) hätten die Schwangerschaft sehr gewünscht. Alle bis auf zwei Frauen (96%) berichten Kindsbewegungen. Sie trafen mit ihrem Partner zahlreiche Vorbereitungen auf die Geburt oder die Versorgung ihres Kindes: Einrichtung des Kinderzimmers, häuslicher Umbau, Anschaffung eines größeren Autos, Anstellung einer Kinderfrau, oder Aufgabe des Berufs, um sich ganz dem erwarteten Kind zu widmen. Die Mehrzahl hatte konkrete Wunschvorstellungen und Träume von ihrem Kind und hatte sich bereits einen Namen für ihr Kind überlegt (88%).

Meist kam die Feststellung, daß ihr Kind nicht mehr lebt *"wie ein Blitz aus heiterem Himmel"*. Einigen Betroffenen fiel auf, daß sich ihr Kind ungewöhnlich lange nicht mehr bewegt hatte. In anderen Fällen ging eine tagelange, quälende Unsicherheit über sein Wohlergehen voraus, nachdem eine Wachstumsverzögerung im Ultraschall festgestellt worden war oder unklar blieb, ob Komplikationen (vorzeitige Wehentätigkeit, Blasensprung, Infektion, Blutung) noch erfolgreich behandelt werden konnten (durch Klinikaufnahme, Ruhigstellung, Wehenhemmung, usw.).

Wird der Tod des Feten oder Neugeborenen festgestellt, reagieren die betroffenen Frauen meist mit *Schock ("völlige Fassungslosigkeit", "unwirklich, das bin nicht ich")*, Verleugnung, Unglaube *("Ich dachte immer, das kann gar nicht sein, daß mein Kind nicht mehr lebt und streichelte es in meinem Bauch")*, oder panischer Angst, ein totes Kind in sich zu tragen *("lebendiges Grab des Kindes zu sein", "vom toten Kind vergiftet zu werden")*. Für die Betroffenen ist es schwer zu begreifen, daß die ersehnte Geburt ihres Kindes, auf die sie monatelang hingelebt und für die sie sich in Phantasie und Realität vorbereiteten, gleichzeitig dessen Tod ist. Für Traurigkeit bleibt wenig Raum, wenn sie ihr Kind gebären müssen. Etwa ein Drittel der Frauen (36%) fand ihre Entbindung extrem schmerzhaft. Bei der Mehrzahl war der Partner bei der Entbindung dabei, was sie sehr hilfreich fanden. In dieser äußerst vulnerablen Situation wiegen Enttäuschungen sehr schwer, wie mangelndes Verständnis und Unterstützung durch Partner *("alleingelassen")* oder Arzt *("Ärzte verharmlosten")*.

Sehr belastend wird die Konfrontation mit normal verlaufenden Geburten im Kreissaal erlebt: *"Es war unerträglich, das Weinen Neugeborener zu hören"*. Entscheidungen über den Umgang mit dem sterbenden oder verstorbenen Kind und über eine Beisetzung werden in diesem Schockzustand als Überforderung erlebt.

"Alles lief ab wie im Film. Ich dachte, das bin nicht ich. Ich hatte sogar schon für meine Hysterektomie unterschrieben, ich hätte alles unterschrieben" (27jährige Teilnehmerin, Totgeburt in der 22. Woche).

Die Mehrzahl sah ihr Kind *(Tabelle 9)*, traute es sich in einigen Fällen aber nicht zu berühren oder halten. Ihr *Kind zu sehen*, fanden fast alle Frauen sehr hilfreich.

Eine Studienteilnehmerin sagte, die Entbindung (27. Woche) sei "der schönste Tag in einer quälenden Zeit" gewesen, weil sie ihre Tochter tatsächlich geboren und gesehen habe. Während der Geburt konnte sie sich nicht vorstellen, daß sie wirklich tot ist. Sie berührte das "nette, kleine Mädchen", traute es sich aber nicht zu halten, "weil es so zart war".

Eine andere Frau (27 Jahre, Totgeburt in der 27. SSW) berichtete: "Für mich war meine Tochter sehr hübsch, die Nase hatte sie von mir, die Hände von meinem Mann. Sie war ganz friedlich, und ich war sehr glücklich, sie mit meinem Mann zusammen zu halten und im Arm zu haben. Ich hätte sie aber gerne länger gehabt als die zehn Minuten".

Von den Frauen, die *keine* Gelegenheit hatten, ihr Kind zu sehen (z.B. bei Notoperation infolge von Geburtskomplikationen), äußerten über 40% den Wunsch danach, oft verbunden mit Bitterkeit.

"Ich habe von was Abschied nehmen müssen, was ich in mir gefühlt habe, von dem ich Vorstellungen hatte, wie's aussieht, und mußte es hergeben, ohne daß ich's gesehen habe" (32jährige Frau, Totgeburt in der 21. Woche).

Sehr hilfreich wurde die *persönliche Anteilnahme* von Ärzten, Schwestern, Hebammen oder der Klinikpsychologin empfunden.

Tab. 9: Umgang mit dem verstorbenen Kind (N=51)

		N	%
Kind gesehen		31	60.8
Kind berührt		23	45.1
Anblick hilfreich	ja	30	96.8
	nein	1	3.2
falls nicht gesehen:			
Wunsch, Kind zu sehen	ja	8	42.1
	nein	10	52.6
	weiß nicht	1	5.3
Beerdigung		19	37.3
falls keine Beerdigung:			
Wunsch nach Beerdigung		11	34.4
Gedanken, wo Kind ist		16	50.0

"Am meisten half mir mein Frauenarzt in der Klinik. Er zog sein Taschentuch, weinte mit mir und umarmte mich. Ihm ist in seiner Familie das gleiche passiert." (33jährige Frau; 24. Woche).

Etwa jede dritte Frau ließ ihr Kind *beerdigen*. Das Beerdigungsritual macht noch einmal die Endgültigkeit des Verlustes deutlich und gibt die Möglichkeit, Abschied vom Kind zu nehmen. Einige Frauen hätten ihr Kind gerne beigesetzt, waren aber über die Möglichkeiten nicht ausreichend informiert. Andere ließen sich vom Unverständnis von Partner, Verwandten oder Freunden abbringen: *"Wie kannst Du ein Kind begraben lassen, das nicht einmal gelebt hat?"*. Einzelne Frauen entschieden sich aus inneren Gründen dagegen: *"Ich wollte keinen Ort, wo ich immer zum Weinen hinrennen muß."*

Vor allem die Frauen, die eigentlich eine Beerdigung gewünscht hätten, beschäftigen sich mit wiederkehrenden Gedanken, wo ihr Kind geblieben ist. Damit gehen nicht selten quälende Phantasien über seinen Verbleib einher *("daß es in der Pathologie zerstückelt wird", "daß seine Organe verwertet werden")* und Schuldgefühle, es im Stich gelassen zu haben. Dies gilt vor allem für Frauen, die ihr Kind berührten.

Die *Frühgeburt* ist in der Regel eine Notfallsituation, die den Eltern kaum Zeit läßt, sich ihrem Kind zuzuwenden. Die Verlegung auf eine Intensivstation trennt Mutter und Kind. Wenn es sehr zweifelhaft ist, ob ihr Kind überlebt, sind Eltern hin- und hergerissen zwischen dem Wunsch, alles für ihr Kind zu tun und der Angst, sich zu sehr zu binden, wenn es doch stirbt. Sie geraten in das Dilemma zwischen der Angst vor Behinderung: *"Ich kann mit dem toten Kind besser leben als mit einem behinderten Kind"* und dem Wunsch, es um jeden Preis zu retten *("dann hättest Du's, egal wie").*

5.5 Das erste Jahr danach

Sehr schmerzlich ist die Entlassung aus der Klinik *nach Hause*, das ohne das erwartete Kind schrecklich leer erscheint. Es kommt zum Gefühl, *"leer ausgegangen", "betrogen"* zu sein, *"mit nichts da zu stehen"*. Dies gilt umso mehr, wenn körperliche Einbußen weiterbestehen: *"Wieso haben die mir bloß den blöden Kaiserschnitt aufgehängt für nichts und wieder nichts?"*

Sehr irritierend kann die Bereitstellung von Milch für das verstorbene Kind erlebt werden. Dies gilt auch für das Gefühl, weiter Kindsbewegungen zu spüren, eine illusionäre Verkennung, die das Leben des verlorenen Kindes psychisch fortsetzt.

Beim Durchgehen der möglichen Ursachen kommen häufig *Schuldgefühle* auf, die sich auf reale oder vermeintliche Versäumnisse richten: *"Wäre ich doch gleich zum Arzt gegangen"*. Ähnlich wie bei der folgenden Patientin können sie quälenden Charakter bekommen, und der Verlust wird als Strafe für vermeintliches eigenes Versagen angesehen:

> *"Ich habe versagt und konnte mein Kind nicht ernähren, nun kann ich mich selbst nicht mehr ernähren. Es geht nichts mehr in den Magen hinein. Mein linker Arm, an dem die Infusion hing, kommt mir schlecht vor, und er tut mir weh" (26jährige Frau, Totgeburt in der 28. SSW).*

Körperliche *Beschwerden* können wie in diesem Fall auf eine Identifikation mit dem verstorbenen Kind und eine schuldhafte Verarbeitung zurückgehen. Es gibt vielfältige weitere Ursachen: Umstellungen nach der Schwangerschaft, Operationsfolgen, passager als Ausdruck von Trauer, oder als anhaltende Folge von Depressionen.

Häufig entsteht *Ärger* als Auflehnung, Protest dagegen, das wertvollste im Leben *"geraubt"* zu bekommen. Dies zeigt sich manchmal in Wutausbrüchen, die Betroffene oder Nahestehende erschrecken. Ärger kann auch als Reaktion auf reale und vermeintliche Versäumnisse des medizinischen Personals oder des sozialen Umfelds entstehen (vgl. Wolff et al., 1970) und der Behauptung gegenüber dem nach wie vor häufigen Unverständnis für die Schwere des Verlustes dienen. In anderen Fällen erscheinen diese Gefühle erträglicher, als sich der tiefen Traurigkeit und Verzweiflung auszusetzen und treten an deren Stelle. Anhaltender Groll und Bitterkeit sind nicht selten Begleiterscheinungen von schwereren depressiven Verstimmungen, blockieren jedoch den Trauerprozeß und entmutigen die Unterstützung durch andere (Kap. 2.5). Wut mischt sich häufig auch in Neidgefühle gegenüber Schwangeren und Müttern mit kleinen Kindern.

Wird die Endgültigkeit des Verlustes zunehmend anerkannt, tritt *Traurigkeit* in den Vordergrund, verbunden mit Weinen und Sehnsucht nach dem verlorenen Kind. Diese kristallisiert sich vor allem um Erinnerungen an das Verlorene bzw. die Begegnung mit Schwangeren und Babys. Statt sich mit dem erwarteten Kind zu Hause einzurichten, sind sie konfrontiert mit der schmerzlichen Aufgabe, Vorbereitungen rückgängig zu machen. Einige Frauen räumen Babykleidung sofort weg, für andere machen sie den Verlust besser faßbar und erleichtern die Trauer: *"Manchmal nehme ich die Kleider aus dem Schrank und stelle mir vor, sie meiner verstorbenen Tochter anzuziehen"*. Sehr hilfreich wird erlebt, wenn die Möglichkeit besteht, Fotos vom Kind zu betrachten, oder sie Nahestehenden zu zeigen. Sind keine Fotos vorhanden, wird leidvoll erlebt, *"wie die Erinnerungen verblassen"*. Einige Frauen, die ihr totes Kind nicht gesehen haben, quälen sich noch lange mit der Frage, wie es wohl ausgesehen hat:

> *"Ich setze mich immer wieder vor ein Lineal und stelle mir vor, wie groß mein Sohn war" (Totgeburt in der 22. Woche).*

Einige Frauen erleben es als kränkend, wenn ihr Kind nicht einmal ins Familienstammbuch eigetragen wird, da es nicht die erforderlichen Kriterien des Standesamtes erfüllt *(Patienteninformationsbogen im Anhang)*. Es kommt ihnen vor, als würde dadurch die Anerkennung seiner Existenz verweigert.

In unterschiedlichem Maße nehmen sich Betroffene Raum für die Auseinandersetzung mit ihrem Verlust bzw. bekommen ihn von Partner oder Familie zugestanden. Nicht selten suchen sie Ablenkung und flüchten sich rasch in Aktivität: *"Habe mich gleich im Krankenhaus nach unserem Geschäft erkundigt... man kann ja nicht ertrinken im Leid"*. Unterschiedlich ist auch der Umgang mit dem *Grab* des Kindes, von völliger Vermeidung bis zum Gefühl, einen Ort zu haben, *"wo ich hingehen und mit meiner Tochter Zwiesprache halten kann."*

Viele Frauen sind zum ersten Mal auf erschreckende Weise konfrontiert mit dem Tod und der eigenen Sterblichkeit. Aus der Verbundenheit mit ihrem Kind, aber auch der Erfahrung eigener Lebensbedrohung, setzen sie sich mit Gedanken an den eigenen Tod auseinander. Nicht selten sind Todesängste oder Ängste, Nahestehende zu verlieren.

Kam das Kind zu früh, so ist der errechnete Geburtstermin ein kritischer Zeitpunkt. Ein weiterer, kritischer Zeitpunkt ist der *Jahrestag* der Geburt, meist zugleich der Todestag des Kindes. Dieser kann Gedanken an den eigenen Tod, in Form von Todesängsten, Verlustängsten um Nahestehende, aber auch eigene passive oder aktive Todeswünsche mit der Phantasie, im Grab des Kindes beigesetzt zu werden, wecken.

Bei einer 31jährigen Patientin kommt es zu einer schweren Anniversary-Reaktion mit depressiven Verstimmungen, Wiederaufleben quälender Schuld- und Versagensgefühle, Apathie, mangelnder Energie und Verlust an Interesse. Dies ist begleitet von Träumen, in denen sie ein lebendes Kind bekommt, was sie als Verrat an ihrer tot geborenen Tochter erlebt. Konkrete Suizidimpulse zentrieren sich um den Wunsch, im Grab ihrer Tochter beerdigt zu werden und sich so mit ihr wieder zu vereinigen.

5.6 Längerfristige Folgen und Risikomerkmale

Um Veränderungen im zeitlichen Verlauf zu prüfen, wurden Studienteilnehmerinnen in zwei vergleichbar große Gruppen aufgeteilt: Frauen, bei denen der Verlust bis zu einem Jahr und mehr als ein Jahr zurückliegt. Eine Übersicht gibt *Tabelle 10*. Bei 20 Frauen liegt die Totgeburt bis zu 12 Monaten (im Mittel 6 Monate) zurück, bei 31 Frauen mehr als 12 Monate.

Tab. 10: Depressivität, Angst, Körperbeschwerden und Trauer nach Tot- und Fehlgeburt

	Bis 12 Monate *N=20*	**> 12 Monate** *N=31*	*1)*	**Fehlgeburt 6 Mon.** *N=94*	*2)*
Depressivität (D-S)	9.7	8.3		6.7	
Körperbe-schwerden (B-L)	20.7	15.7		15.5	
Angst (STAI)	44.3	39.7		38.7	*
Münchner Trauerskala (MTS)					
Traurigkeit	3.7	3.2	*	2.3	***
Verlustangst	3.3	2.7	*	2.7	***
Schuldhafte V.	1.9	1.6		1.4	*
Ärger	1.9	1.4	*	1.5	*
Sinnsuche	3.6	3.4		3.0	*
Gesamttrauer	2.9	2.5	**	2.2	***
Gedanken an das Baby	4.6	3.2	***	3.3	***
Sprechen über Baby	3.4	2.7	*.10*	2.5	***

*Paarweise t-tests: 1) Gruppenbildung nach Zeitdauer; 2) Vergleich 6-Monatsdaten Tot- und Fehlgeburt ≤ 1 Jahr; *** p ≤ .001; ** p ≤ .01; * p ≤ .05; .10 p ≤ .10*

Traurigkeit, Verlustangst und Ärger vermindern sich mit zunehmendem zeitlichem Abstand zum Verlust. Am deutlichsten nehmen Häufigkeit von Gedanken an das verstorbene Baby ab, tendenziell auch Gespräche darüber. Depressivität, Körperbeschwerden und Angst verringern sich hingegen nach dem ersten Jahr nicht signifikant. Im Vergleich zu gleichaltrigen Frauen aus der Durchschnittsbevölkerung ist die Depressivität im ersten Jahr signifikant erhöht, tendenziell auch das Ausmaß körperlicher Beschwerden.

Ein Viertel der untersuchten Frauen hat noch nach über einem Jahr erhöhte Depressivitätswerte (D-S $\geq$ 11). Damit sind depressive Reaktionen die häufigsten Indizien für Probleme bei der Verlustverarbeitung, oft kombiniert mit Angst, Körperbeschwerden, aber auch Traurigkeit, Verlustangst, Ärger und Festhalten an dem verlorenen Kind in Gedanken und Gesprächen. Nur vier Frauen berichten über das erste Jahr hinaus eine intensive Traurigkeit, in einem Fall verbunden mit vermehrten Körperbeschwerden. Drei Frauen berichteten anhaltenden Ärger, eine Frau vermehrte Verlustangst.

Um einen ähnlichen zeitlichen Abstand vom Verlustereignis zugrundezulegen, wurden Angaben der Frauen, deren Totgeburt bis zu einem Jahr zurücklag, mit Patientinnen verglichen, die im Mittel sechs Monate zuvor eine *Fehlgeburt* erlitten haben. Der Verlust lag somit in beiden Gruppen durchschnittlich sechs Monate zurück. Entsprechend den Hypothesen ist die Traurigkeit erheblich ausgeprägter bei den Frauen mit einer Totgeburt, ebenso wie die Beschäftigung mit dem verstorbenen Kind (Erinnerungen, Gespräche). Depressivität ist nach Totgeburt gegenüber einer Fehlgeburt nicht erhöht.

Vergleicht man *Einflußgrößen* auf Traurigkeit und Depressivität *(Tab. 11)*, so zeigt sich:

• *Traurigkeit* als zentrales Merkmal des Trauerprozesses nimmt mit der Zeit ab, wird gemindert durch das Vorhandensein eigener Kinder, den Anblick des verstorbenen Kindes und geht mit fortdauernden Gedanken an das verlorene Kind einher, aber auch subjektiver Belastung in Beruf bzw. Haushalt. Andere Merkmale wie Alter, Dauer der Schwangerschaft, des Überlebens des Kindes, Einstellungen zur Schwangerschaft und soziodemographische Merkmale haben keinen Effekt auf die Verarbeitung.

• *Depressivität* hingegen erscheint eher veränderungsresistent und tritt vor allem bei Frauen auf, die bereits früher unter Ängsten bzw. Depressionen gelitten haben und in psychotherapeutischer bzw. psychiatrischer Behandlung gewesen sind. Auch hier sind Gedanken an das Kind häufig. Eine wesentliche Rolle spielen mangelnde Unterstützung durch den Partner, Belastung durch und Unzufriedenheit mit Beruf/Haushalt.

Tab. 11: **Einflüsse auf Traurigkeit und Depressivität nach Totgeburt (N=51)**

	Traurigkeit MTS	**Depressivität** D-S
Zeitdauer seit Verlust	-.23 *1)**	
Kind gesehen	-.27 *	
Gedanken an Kind	.40 **	.31 *
Weitere Kinder	-.27 *	
Trost im Glauben		-.23 *
Unterstützung Partner		-.31 *
Partner vermeidet Gespräch		.24 *
Sexuell befriedigend		-.50 ***
Belastung Beruf/Haushalt	.26 *	.43 ***
Zufrieden berufl. Situation		-.41 ***
Psych. Vorbelastung		.30 *
Früher Psychoth./Psychiatr.		.47 ***

*1) Pearson r bzw. Spearman Rho; *** $p \leq .001$; ** $p \leq .01$; * $p \leq .05$*

5.7 Bedeutung von Familie und sozialem Umfeld

Wie nach der Fehlgeburt ist der *Partner* die größte Hilfe. Die Mehrzahl (57%) gibt an, seit dem Verlust habe sich ihre Beziehung verbessert: *"Es war nicht ganz um-*

sonst, es hat meinen Mann und mich zusammengeschweißt". 39% schätzten ihre Beziehung gleich gut ein, und nur 4% berichten eine Verschlechterung. Insgesamt 84% sind zum Zeitpunkt der Befragung zufrieden mit ihrer Partnerschaft. Allerdings geben viele Frauen an, ihr Partner zeige seine Traurigkeit nicht offen, oder er habe sie rascher beeendet. Er habe schon nach kurzer Zeit erwartet, daß der Verlust auch für sie *"gegessen"* sei, und sie bemühen sich, ihre Traurigkeit vor ihm zu verbergen.

45% hatten vor der Totgeburt bereits *Kinder*. Etwa die Hälfte sprach mit ihnen über den Verlust; dies unterblieb, wenn sie "zu klein" erschienen. Über 70% gaben an, es habe ihnen leichter gemacht, mit dem Verlust fertigzuwerden, daß sie bereits Kinder hatten. In ihrem akuten Kummer fühlten sich jedoch einige Frauen mit der Versorgung ihrer Kinder überfordert und gaben sie vorübergehend zu Müttern oder Verwandten. Dies zog aber in einzelnen Familien Konflikte mit Kindern nach sich, die verstört oder aggressiv auf die Trennung von der Mutter reagierten. 2/3 berichteten, durch den Verlust habe sich die Beziehung zu ihren Kindern verändert. Immerhin 31% fühlten sich seitdem ängstlicher und besorgter.

Die überwiegende Mehrzahl gab an, auch mit anderen Angehörigen (vor allem den Eltern), Freunden oder Bekannten über den Verlust gesprochen zu haben. 70% fanden das Gespräch hilfreich und geben an, sie wüßten jetzt, daß sie auf andere Menschen zählen können. Immerhin 28% berichten jedoch schwere, 33% leichtere Enttäuschungen. Häufig wurde der Verlust *"totgeschwiegen"*: *"Die Freunde zeigten Funkstille, wußten nicht, wie sie damit umgehen sollten"*. Besonderes kränkend wird erlebt, wenn der Verlust nicht ernst genommen wird, oder die eigene Trauer als "übertrieben" angesehen wird. Einige Frauen hatten sogar das Gefühl, daß sich andere von ihnen distanzierten.

Knapp ein Drittel fanden Halt in ihrem *Glauben*, und 65% sagten, sie wüßten jetzt genauer, worauf es ihnen im Leben ankomme.

5.8 Weitere Kinder und folgende Schwangerschaften

Die noch ungeklärte Frage nach dem Einfluß weiterer Kinder auf die Verarbeitung der Totgeburt ist von zentraler Bedeutung, da viele Frauen eine neuerliche Schwangerschaft als einzige Möglichkeit sehen, um über den Verlust hinwegzukommen. Dies gilt auch, wenn bereits *vor* der Totgeburt eigene Kinder vorhanden waren (bei ca. 50%). Immerhin wurde die Hälfte der Frauen *nach* ihrer

Totgeburt wieder schwanger. 5 Schwangerschaften (19%) endeten mit einem Abort. 22 Frauen (43%) haben inzwischen 1 bis 2 Kinder bekommen.

Wie *Tabelle 12* zeigt, denken Frauen, die zum Zeitpunkt der Befragung *keine weiteren Kinder* haben, unabhängig von der verstrichenen Zeitdauer weit häufiger an ihr verlorenes Kind als Frauen mit weiteren Kindern. Ihre anhaltende Trauer äußert sich in Kummer und Sehnsucht nach ihrem Baby. Den Anblick Schwangerer empfinden sie als besonders schmerzlich. Sie leiden tendenziell unter vermehrten körperlichen Beschwerden und haben große Sorge, kein Kind mehr bekommen zu können oder ein weiteres zu verlieren. Ihre Partnerschaft schildern sie jedoch als harmonischer: Sie berichten weniger Auseinandersetzungen und mehr persönliches Gespräch sowie höhere Zufriedenheit mit der Partnerschaft und sind weniger an der Teilnahme an einer Selbsthilfegruppe interessiert. Auch Frauen, die bereits vor ihrer Totgeburt Kinder hatten, aber seitdem *keine weiteren Kinder* bekommen haben, berichten vermehrte Verlustangst und Trauer, zudem erhöhten Ärger.

Tab. 12: Einfluß weiterer Kinder auf die Verarbeitung der Totgeburt

	Weitere Kinder *N=36*	**Keine Kinder** *N=15*	
Erinnerung schmerzhaft	3.4	4.7	*1)****
Trauer (MTS gesamt)	2.6	3.0	**
Verlustangst (MTS)	2.7	3.5	**
Auseinandersetzungen mit Partner	2.4	1.5	**
Persönliches Gespräch	3.8	4.5	**
Zufrieden Partnerschaft	3.9	4.7	***
Wunsch n. Selbsthilfegruppe	2.5	1.7	*

1) 5-Punkteskala von 1=gar nicht bis 5=sehr; t-Test: *** $p \leq .001$; ** $p \leq .01$; * $p \leq .05$

5.9 Besonderheiten des plötzlichen Kindstodes

Ähnliche Reaktionen lassen sich nach dem plötzlichen Kindstod feststellen, der häufigsten Todesursache von Babys zwischen vier Wochen und zwei Jahren (Jorch, 1994). Obgleich inzwischen eine Reihe von Risikofaktoren bekannt sind (z.B. Bauchlage, Rauchen, kein Stillen, Überwärmung), sind die Ursachen letztlich unbekannt. Dies bietet Anlaß für hartnäckige, unbewiesene und vorurteilsbeladene Spekulationen, die beispielsweise verdeckte mütterliche Ablehnung als Ursache des plötzlichen Kindstods behaupten (Gruen, 1993). Begründete wissenschaftliche Erkenntnisse über die Verarbeitung des plötzlichen Kindstodes liegen bisher jedoch noch kaum vor.

Es handelt sich um den unvorhersehbaren Tod eines zuvor gesunden, normal entwickelten Kindes im Schlaf, zu dem die Eltern bereits eine intensive Bindung entwickelt haben. Ihr Kind tot in seiner Wiege oder womöglich im eigenen Bett aufzufinden, ist für sie eine akute Schocksituation. Eigene und notärztliche Wiederbelebungsversuche bleiben vergebens. Kriminalpolizeiliche Ermittlung und Obduktion zum Ausschluß einer Kindstötung lassen wenig Zeit für Abschied. Daß sich letztlich keine greifbare Todesursache findet, trägt zu der anhaltenden elterlichen Schuldsuche bei (Schwartz, 1988). Dies gilt auch für Unverständnis, Vermeidung und voreilige Schuldzuschreibungen (Gruen, 1993), die trotz intensiver Aufklärungsarbeit der Selbsthilfegruppen verbreitet sind. Infolge der akuten Schockreaktion treten Trauer und Schmerz über diesen unfaßbaren Verlust oft erst verzögert, nach einigen Tagen oder Wochen auf. Dies gibt vielen Betroffenen das Gefühl, *"daß es immer schlimmer wird"* (Ostfeld et al., 1993). Übersehen wird häufig die Trauer der Väter, von denen nach wenigen Tagen bereits erwartet wird, daß sie am Arbeitsplatz "funktionieren". Für viele Betroffene bietet die Teilnahme an einer Selbsthilfegruppe (s. Anhang) medizinische Aufklärung als Mittel gegen unbegründete Schuldgefühle, Solidarität als Ausweg aus der Isolation und Hoffnung durch das Vorbild Mitbetroffener, die "weiter" mit der Verarbeitung des Verlustes sind oder bereits Folgekinder bekommen haben.

Neben der eigenen Trauer müssen Betroffene auch mit der Trauer von vorhandenen Kindern umgehen, die unter dramatischen Umständen ein Geschwister verlieren, zu dem sie bereits eine Beziehung aufgebaut haben. Für die Eltern ist oft schwer zu erkennen, wieweit ihre Trauerreaktionen altersangemessen sind, oder sie in schwer lösbare Konflikte stürzt. Wenn auch das Risiko für den Tod eines nachfolgenden Kindes gering ist, fühlen sich viele Eltern sicherer, wenn sie seine Herz- oder Atemtätigkeit im ersten Lebensjahr mit einem transportablen Monitor überwachen. Nachteilig kann sich eine vermehrte Ängstigung durch wiederholte Fehlalarme erweisen.

5.10 Schlußfolgerungen

Die Totgeburt oder der Tod eines Neugeborenen ist ein einschneidender Verlust, der betrauert werden muß. Voraussetzung dafür ist, daß Betroffene die Möglichkeit haben, ihr Kind kennenzulernen und von ihm Abschied zu nehmen.

Aufgrund der längeren Dauer ihrer Schwangerschaft entwickelten die Betroffenen eine stärkere Bindung zu ihrem Kind als bei einer Fehlgeburt in der Frühschwangerschaft. Die Mehrzahl der Betroffenen hatte in freudiger Erwartung bereits zahlreiche Vorbereitungen getroffen, die nun rückgängig gemacht werden mußten. Sie konnten kaum glauben, daß die herbeigesehnte Geburt ihres Kindes gleichbedeutend mit seinem Tod war. Daher standen Schock, Unglauben zunächst im Vordergrund, gefolgt von starken, widersprüchlichen Gefühlen von Angst, Ärger und Schuldsuche. Sie trauern daher intensiver, sind aber nicht stärker depressiv. Soweit dies rückblickend zu beurteilen ist, klingt eine *Trauerreaktion* weitgehend im Laufe von ein bis zwei Jahren ab. Längere und komplizierte Verläufe mit vermehrten Ängsten und psychovegetativen Beschwerden sind hingegen zu erwarten, wenn eine Trauerreaktion durch eine depressive Reaktion kompliziert wird. Soweit das mit Fragebögen zu bestimmen ist, liegt noch nach mehr als einem Jahr immerhin bei jeder 4. Frau eine depressive Verstimmung vor. *Risikomerkmale* für eine *depressive Reaktion* sind psychische Vorbelastungen, mangelnde Unterstützung und Gesprächsbereitschaft des Partners. Ein wesentlicher Risikofaktor für anhaltende Traurigkeit, möglicherweise auch eine chronische Trauer, scheint zu sein, wenn die Betroffene keine eigenen Kinder hat oder später bekommt.

Obgleich Familienangehörige, Freunde und Bekannte überwiegend hilfreich erlebt werden, bestehen hier noch häufig Unverständnis über die Schwere des erlittenen Verlustes, Unsicherheit und Vermeidungstendenzen gegenüber den Betroffenen. Dies gilt selbst für die seelsorgerische Betreuung; Wretmark (1993) zeigt, wie hilfreich religiöse und nicht-religiöse Rituale des Abschiednehmens für Akzeptieren des Verlustes und Trauerarbeit sein können.

Auch wenn bereits vor dem Verlust eigene Kinder vorhanden waren, besteht ein großer Wunsch nach einem weiteren Kind. Frauen, die keine weiteren Kinder haben, neigen besonders dazu, am verlorenen Kind festzuhalten und in der Partnerschaft näher zusammenzurücken.

6 Schwangerschaftsabbruch wegen kindlicher Fehlbildung

Gravierender noch als bei Fehl- und Totgeburten erscheinen Verständigungsprobleme, Tabus und Hemmnisse für die Trauerarbeit, wird eine gewünschte Schwangerschaft wegen einer Fehlbildung abgebrochen. Im folgenden wird der schwierige Entscheidungsweg der Betroffenen dargestellt; der weit häufigere Schwangerschaftsabbruch aus sozialer Indikation wird gegenübergestellt.

6.1 "Und was ist, wenn das Ergebnis nicht normal ist?"- das Dilemma der vorgeburtlichen Diagnostik

Pränatale Untersuchungen ermöglichen, eine zunehmende Zahl von Fehlbildungen und Erkrankungen des Feten zu erkennen. Mißbildungen werden meist erst am Ende des ersten bzw. im zweiten Drittel der Schwangerschaft festgestellt: sonographisch, durch Chorionzottenbiopsie bzw. Amniozentese oder Blutuntersuchung (erhöhtes Alpha-Fetoprotein). Da das Risiko von Mißbildungen (v.a. Trisomie 21) jenseits des 35. Lebensjahres der Mutter deutlich ansteigt, wird eine Amniozentese häufig bei Frauen jenseits dieses Alters durchgeführt. Weitere Anlässe sind genetische Belastung oder große Ängste, ein behindertes Kind zu bekommen. Die Amniozentese erhöht das Risiko einer Fehlgeburt um etwa 1%; es ist umstritten, ob dies bei der Chorionzottenbiopsie höher liegt (Holzgreve et al., 1994).

Wie unsere eigene Befragung bei 26 Patientinnen zum Zeitpunkt ihrer Amniozentese bestätigt, dient die pränatale Diagnostik im Erleben der betroffenen Frauen dazu, sich der Gesundheit ihres Kindes zu vergewissern und nicht eine Krankheit festzustellen. Viele schieben so die bange Frage "und was ist, wenn das Ergebnis nicht normal ist?" von sich weg. Ringler (1994) spricht von "Schwangerschaft auf Abruf". Sie warten, ihre Schwangerschaft im Freundes- und Familienkreis mitzuteilen, bis sie durch ein "negatives" Ergebnis (d.h. keine Auffälligkeit) "grünes Licht" haben. Einige Frauen distanzieren sich aus Angst von ihrer Schwangerschaft (Black, 1992). Sjögren (1992) beobachtete ähnliche Reaktionen bei 20 Männern, die sie nach der Amniozentese ihrer Frau untersuchte. Etwa die Hälfte von ihnen war wenig informiert über das Verfahren und einbezogen in die Entscheidung. Diese Männer hatten sich keine Gedanken über einen Schwangerschaftsabbruch gemacht und nur eine schwache Bindung zum erwarteten Kind entwickelt.

Umso verunsichernder ist die bange Frage, wie das Ergebnis ausfallen wird, wenn die Untersuchung durchgeführt worden ist. Im zweiten Schwangerschaftsdrittel besteht meist bereits eine ausgeprägte Bindung an das erwartete und in der Regel erwünschte Kind. S. Hodge, eine amerikanische Genetikerin, war zum Zeitpunkt ihrer Amniozentese 39 Jahre alt. Sie beschreibt, wie sie in der endlos lange erscheinenden, 4wöchigen Wartezeit auf das Ergebnis ihrer Amniozentese ihre Schwangerschaft "leugnet":

> *"Ich ignoriere die kleinen Bewegungen und Tritte, die ich spüre. Ich spreche von "falls" statt "wenn" das Baby da ist. Ich scheue mich, anderen mitzuteilen, daß ich schwanger bin. Ich habe häufig schreckliche Träume von Abtreibungen im 2. Trimester. In gewisser Weise halte ich mich zurück, eine "Bindung" zu meinem werdenden Kind einzugehen. Dies ist ein unerwarteter negativer Nebeneffekt der diagnostischen Amniozentese. Und dies, obwohl mein Risiko einer genetischen Abnormalität weniger als 2% beträgt" (1989; S. 63, Übers. d. Verf.).*

Die Ultraschalldiagnostik fördert die frühe Bindung der Schwangeren zum Kind (Kap. 2.3). Dies kann jedoch zusätzliche Belastungen für Betroffene schaffen, wenn sie sich nach Feststellung einer Mißbildung zum Abbruch ihrer Schwangerschaft entscheiden (Black, 1992): Von den 70 Teilnehmerinnen der amerikanischen Nationalen Amniozentesestudie mit späterem Abbruch gab knapp die Hälfte an, daß der Anblick des Feten die Bewältigung des Verlustes erschwerte. Durch die Untersuchung, vor allem den Anblick der Herzaktion, hätten sie realisiert, daß sie tatsächlich schwanger waren und "ein Baby" in sich trügen, dessen Tod sie herbeiführen.

6.2 Eine extrem schwierige Entscheidung

Die Entscheidung zum Abbruch der Schwangerschaft erfolgt meist zu einem Zeitpunkt, zu dem die Schwangerschaft deutlich sichtbar ist und die Betroffene bereits Kindsbewegungen spürt. Er erspart einerseits den betroffenen Eltern, ein Kind zu bekommen, das nicht überlebensfähig ist oder ein behindertes Kind großzuziehen. Andererseits erfordert es von ihnen, ihr meist erwünschtes Kind zurückzuweisen und seinen Tod herbeizuführen. Daher werden in der Zeit zwischen Verdachtsäußerung einer Fehlbildung und der Entscheidung intensive Hilflosigkeit, Angst und Trauer erlebt (Muth et al., 1989). Selbst bei eindeutigen diagnostischen Befunden ist wie im folgenden Beispiel oft noch nicht einmal klar, in welchem Maße *dieses* Kind behindert sein wird. H. Lothrop (1992) beschreibt, wie sie die Diagnose einer genetischen Fehlbildung (sog. Turner-Syndrom mit verringerter Körpergröße, Unfruchtbarkeit, möglichen Fehlbildungen) bei ihrer Tochter aus dem Gleichgewicht brachte:

"Es folgt die undenkbar schwerste und quälendste Zeit meines Lebens. Immer wieder: "Ich kann so eine Entscheidung doch überhaupt nicht treffen, die kann ein Mensch doch gar nicht treffen! Verdammter Test!" Was ist wohltätiger meinem Kind gegenüber - ein Leben auch der genetischen Abnormalität oder ihm diese Leiden zu ersparen? So oder so Vorwurf ... so oder so Schuld!" (S. 58). Sie kann die Diagnose nicht glauben. Nach einer Kontrollpunktion: "Als mein Kind bei einer aggressiven Szene einer Theateraufführung wild in meinem Bauch hüpft, lege ich schützend die Hände darauf, dann wird mir die ganze Absurdität bewußt, und ich heule los ... Jetzt schütze ich Dich, und dann beende ich vielleicht Dein Leben" (S. 59).

Lothrop beschreibt in sehr anrührender Weise ihren gemeinsamen Entscheidungsweg mit ihrem Mann für einen Schwangerschaftsabbruch, in deren Verlauf sie sich wiederholt mit befreundeten und behandelnden Ärzten beriet.

Verunsichert durch die Lektüre über Mißbildungen ließ Frau E., eine 31jährige Patientin in ihrer 2. Schwangerschaft "sicherheitshalber" eine Blutuntersuchung (Alpha-Fetoprotein) in der 17. Schwangerschaftswoche durchführen. Die aufgrund des pathologischen Befundes vorgenommene Ultraschalluntersuchung ergab die Diagnose eines Anencephalus (fehlende Anlage des Großhirns).

Die Ärzte seien beim Anblick ihres Kindes erschrocken. Ein Arzt erklärte ihr: "Das ist eigentlich kein Mensch, eher etwas wie ein Vogel." Sie müsse sofort entbinden. Sie habe ihren Mann angerufen, der aber "aus beruflichen Gründen" nicht kommen wollte. Ihr Vater habe sie dann ins Krankenhaus gefahren. Die Ultraschallaufnahmen habe sie nur zugeklebt mitbekommen. Im Auto habe sie sie heimlich aufgemacht und als "brutal" empfunden, die Kopfform sei "wie Würmer" gewesen. Der Klinikarzt habe bei der nächsten Ultraschalluntersuchung gesagt, "es" habe "Froschaugen".

Gedrängt von Ärzten, Mann und Vater hatte diese Patientin nicht das Gefühl, Beistand und Mitgefühl zur *eigenen* Entscheidung für oder gegen den Abbruch ihrer Schwangerschaft zu haben. Wie in diesem Beispiel wird oft beschrieben, daß die betroffenen Frauen und Paare unter schweren Entscheidungs- und Zeitdruck geraten, der mehr mit Angst und Schuldabwehr zu tun hat als mit medizinischer Notwendigkeit. Ein unpersönlicher, tabuisierender Aktivismus ist dazu angetan, eigene Betroffenheit als Arzt zu vermeiden, blockiert aber selbstverantwortliche Entscheidungen und letztlich die Trauerarbeit seitens der Betroffenen. Die Eltern hoffen, möglichst schnell die unerträgliche Entscheidung hinter sich zu bringen, in der es keine Hilfe und keinen Ausweg zu geben scheint. Wie Ringler (1994) beschreibt, ist es aus äußeren und inneren Gründen kaum vorstellbar, das Kind mit seiner Behinderung anzunehmen. Gesellschaftlich fehlen Anreize, ein behindertes Kind großzuziehen, stattdessen droht Ächtung. Innerlich erscheint dies ganz anders als das "perfekte" Kind, das sich die Eltern vorgestellt hatten (Kap. 2.2). Im Unterschied zur "normalen" Geburt gibt es keine Möglichkeit, sich allmählich auf das Kind und *seine* Eigenheiten einzustellen und so die eigenen Idealvorstellungen umzuwandeln.

Anders lief der Entscheidungsprozeß bei einer 30jährigen Mutter von zwei Kindern.

Um die 20. Woche wurde bei einer Ultraschalluntersuchung festgestellt, daß bei ihrem Kind die Nieren nicht entwickelt waren (Agenesie). Die Ärzte drängten zum Abbruch, da das Kind nicht lebensfähig war. Keiner habe verstanden, daß sie sich aus religiösen Gründen gegen den Abbruch entschied und dachte: "Das Kind soll kommen, wann es will". Ihre Tochter starb in der 28. Woche. Ihr Mann war bei der Geburt dabei; sie verbrachten viel Zeit mit ihr, hielten sie und ließen sie beerdigen. Mit dieser schwierigen Situation fertiggeworden zu sein, habe ihr Selbstbewußtsein gestärkt. Sie ist froh, daß sie das Grab hat, zu dem sie hingehen kann; sie bedauert lediglich, daß sie sich nicht gegen ihren Mann durchgesetzt hat und ihrem Kind keinen Namen gegeben hat.

Hahlweg (1994) beschreibt die psychologische Beratung einer 28jährigen Schwangeren und Mutter eines Kindes, die in der 26. SSW zum geplanten Abbruch ihrer Schwangerschaft aufgenommen worden war. Es war eine komplizierte Fehlbildung festgestellt worden, mit der das Kind nicht überlebensfähig war. Die Patientin machte sich massive Vorwürfe, ihr Kind "umbringen zu lassen". Im Laufe der psychologischen Beratung entscheidet sie sich gegen den Abbruch. Sie nimmt in den folgenden Wochen Kontakt zu ihrem Kind auf, und entscheidet sich, ihm seine Zeit zuzugestehen. Die Entbindung des intrauterin verstorbenen Kindes kann sie positiver erleben als ihre frühere Kaiserschnittentbindung. Sie läßt ihr Kind beisetzen und kann von ihm Abschied nehmen.

6.3 Umstände des Verlustes

Besonders belastend ist der Zeitraum zwischen der Einleitung durch wehenauslösende Mittel und der Entbindung (Muth et al., 1989). Die Entbindung wird als äußerst schmerzhaft erlebt, vor allem dann, wenn sich die Betroffene in Abwesenheit des Partners einsam und alleingelassen fühlt (Black, 1989). Hahlweg zufolge ist der Partner bei 90% der Totgeburten anwesend, aber nur in 10% der Entbindungen bei Schwangerschaftsabbrüchen (1994). Eine Scheu beim behandelnden medizinischen Personal, der Gebärenden ihr Kind zu zeigen, kann Vorstellungen über die Monstrosität des Kindes ins Unermeßliche steigern:

Frau E. berichtet, es sei angenehm gewesen, daß sie im Einzelzimmer entbunden habe und nicht mit anderen Gebärenden konfrontiert worden. Sie habe sich jedoch sehr einsam gefühlt und große Angst gehabt, daß die Hebamme nicht rechtzeitig komme. Die Hebammen hätten sie schon vorher gewarnt, das Kind schaue fürchterlich aus. Bei seiner Entbindung habe sie dann geschrien und die Decke über den Kopf gezogen. Eine Hebamme habe es ihr gezeigt, aber den Kopf bedeckt. Der Körper sei ganz hübsch und intakt gewesen. Anzufassen habe sie es sich aber nicht getraut. Sehr schmerzlich sei für sie gewesen, daß es auf die Spüle gelegt worden sei, und sie habe Angst bekommen, daß es einfach weggeschmissen würde.

Wie bei dieser Patientin fehlt häufig die Möglichkeit, sich von dem verlorenen Kind zu verabschieden und tröstliche Erinnerungen zu behalten, um die sich der Trauerprozeß entwickeln kann.

6.4 Schuld, Scham und Trauer

Nach der Entbindung wollte Frau E. nicht mehr leben. Um ihre Verzweiflung zu bekämpfen, stürzt sie sich nach der Klinikentlassung in Literatur über Schwangerschaftsverluste. Dies verstärkt aber ihr Gefühl, "nicht zur Welt zugehörig zu sein". Vor allem leidet sie darunter, nicht wie andere Mütter nach einer Totgeburt "mein schönes Kind betrauern zu können". Die massiven Schamgefühle und die beständige Schuldsuche für die Fehlbildung blockieren ihre Trauer. Ein wesentlicher Schritt ist, als sie, ermutigt durch psychologische Beratung, Bilder von anderen Kindern mit Anencephalus betrachtet, die sie "gar nicht so schlimm" fand. Schließlich trifft sie sich mit ihrer Hebamme, läßt sich das Aussehen ihres Sohnes beschreiben und betrachtet die Ultraschallbilder - das einzige, was von ihm geblieben ist.

In einer der wenigen systematischen Studien zur Verarbeitung des Abbruchs einer erwünschten Schwangerschaft kommen Zeanah und Mitarbeiter (1993) zum Ergebnis, daß diese Frauen mindestens ebenso stark trauern wie eine Vergleichsgruppe von Frauen, die eine Totgeburt erlitten haben; immerhin 17% haben zwei Monate nach dem Verlust eine schwere depressive Symptomatik (Major depression). In dieser Gruppe erhielten allerdings alle Frauen eine eingehende genetische Beratung und psychologische Betreuung vor dem Eingriff, sowie Nachgespräche nach Klinikentlassung. In der Studie von Lilford et al. (1994) geht es den Frauen mit Abbruch psychisch 16 bis 20 Monate nach dem Verlust schlechter als den Frauen mit einer Totgeburt.

Möglicherweise da keine vergleichsweise intensive Beratung und Begleitung erfolgte, fanden White-Van Mourik et al. (1992) eine höhere *Langzeitbelastung* zwei Jahre nach dem Abbruch. Immerhin 40% der befragten 84 Frauen und 24% der 68 Männer haben schwerwiegende Probleme bei der Verarbeitung des Verlustes, die mehr als ein Jahr anhalten. Vermutlich liegt die wahre Häufigkeit noch höher, da Verweigerung der Studienteilnahme (N=13) häufig damit begründet wurde, es sei zu schmerzlich, darüber zu reden. Scham, Schuldgefühle, und Selbstwerteinbuße sind für beide Partner schwerwiegend.

Selbst wenn der Fetus mit Sicherheit nicht überlebt hätte, werden häufig *Schuldgefühle* berichtet, selbst sein Leben beendet zu haben (vgl. Muth et al., 1989). Wie eine Reihe von Autoren feststellt (Ringler 1994; Schmidt et al. 1994), blockieren Schuldgefühle die Trauer über den Verlust und die Loslösung von dem verlorenen Kind, als sei es "nicht erlaubt", zu trauern.

Besonders kraß erschient dies in der kleinen, kaum repräsentativen Studie von Schmidt et al. (1994). 13 von 15 Frauen berichten noch durchschnittlich 4 Jahre nach dem Abbruch von starken Schuldgefühlen, sprechen von "Töten", "Mord" oder bezeichnen sich selbst als "Mörderin". Begegnen sie Müttern mit behinderten Kindern, empfinden sie sich selbst als die "schlechteren Mütter", werfen sich "Bequemlichkeit" oder "Egoismus" vor. Zu den Schuldgefühlen trug bei mehreren Frauen bei, daß sie im Nachhinein das Gefühl hatten, die Entscheidung übereilt, unter Zeitdruck und ohne echtes Abwägen der Alternativen getroffen haben. Ringler (1994) zufolge quälen sich einige Frauen noch lange mit der Frage, ob sie während des Abbruchs ihrem Kind Schmerz und Leid zugefügt haben.

Besonders ausgeprägt sind die *Beschämung*, "nur" ein behindertes, krankes oder lebensunfähiges Kind geboren zu haben und Ängste vor einer Fehlbildung in einer neuerlichen Schwangerschaft (vgl. Black, 1989). Die Krankheitsdiagnose wird als Defekt an der eigenen (Erb-)Substanz erlebt (Schmidt et al., 1994). Nicht selten wird die Ursache auch in aktuellen Belastungen gesucht, den Lösungsmitteln, mit denen der Mann in der Schwangerschaft in der Wohnung arbeitete, oder dem vorausgegangenen Streit mit der Schwiegermutter.

Da noch wenige systematische Studien vorliegen, ist noch nicht klar, bei welchen Frauen mit einer ungünstigen Verarbeitung des Verlustes zu rechnen ist. White-Van Mourik et al. (1992) zufolge ist ein besonderes *Risiko* gegeben, wenn die Diagnose der Fehlbildung zufällig und unvorbereitet erfolgt (z.B. Zufallsbefund bei einer Ultraschalluntersuchung), bei besonders jungen Paaren, mangelnder Partnerunterstützung und Fertilitätsproblemen, die eine weitere Schwangerschaft verhindern. Elder und Laurence (1991) zufolge leiden jedoch vor allem ältere Frauen unter anhaltender Trauer. Nach Iles (1989) sind Depressionen gehäuft zu erwarten, wenn das Kind eine Überlebenschance gehabt hätte (verglichen mit Frauen, deren Kind sicher während der Schwangerschaft oder nach der Geburt gestorben wäre). Trauer nimmt mit der Dauer der Schwangerschaft zu (Black, 1989).

Erhebliche Schuldgefühle können auftreten, wenn es nach der Amniozentese zur Fehlgeburt kommt (wofür ein leicht erhöhtes Risiko besteht). Noch ungeklärt ist die naheliegende Frage nach möglichen Vorzügen der Chorionzottenbiopsie, die früher in der Schwangerschaft angewendet wird. Allerdings berichten in einer ersten Studie Frauen vermehrte Schuldgefühle, die in einer randomisierten Studie zufällig einer Chorionzottenbiopsie zugewiesen wurden und nach dieser etwas risikoreicher erachteten Untersuchung einen Abort erlitten (verglichen mit Frauen, die nach einer Amniozentese einen Abort hatten; Robinson et al., 1991).

6.5 Unverständnis, Isolation und Rückzug als weitere Hemmnisse

Wie in der Familie von *Frau E.* besprachen in der Studie von White-Van Mourik et al. (1992) immerhin 55% der Frauen und 58% der Männer ihre Gefühle, die mit anhaltenden emotionalen Belastungen und ausgeprägten psychovegetativen Beschwerden einhergingen, mit niemandem, nicht einmal dem Partner. Knapp 30% der Männer äußern Unverständnis über die Reaktion ihrer Partnerin; bei den beiden beschriebenen Patientinnen waren die Männer nicht damit einverstanden, dem Kind einen Namen zu geben. In der Hälfte der Fälle kommt es zu einer Verschlechterung oder Aufgabe der sexuellen Beziehung. Fast alle Paare, die bereits Kinder haben, berichten von Verschlechterungen in den Beziehungen zu ihnen, von Überängstlichkeit, Reizbarkeit, selten auch Interesselosigkeit. Zum Gefühl der sozialen Isolation trägt bei, daß andere Familienangehörige sich von dem erlittenen Verlust distanzieren (*"In unserer Familie gab es sowas noch nie"*), nachträglich ethische Einwände gegen den Abbruch erheben oder wie Freunde das Thema totschweigen, vermeintlich, um nicht größere Schuldgefühle hervorzurufen. Dies trägt aber letztlich zu der weiteren *Isolation* des Paares bei.

Eine andere Patientin sagte nach ihrem Schwangerschaftsabbruch (wegen einer Fehlbildung des Schädels und des Gehirns):

"Für meine Familie war das kein großer Verlust, eher so etwas wie ein Blinddarm. Die hätten mich für verrückt gehalten, wenn ich mein Kind hätte beerdigen lassen."

Hodge (1989) beschreibt einen anderen Umgang mit ihrem Verlust:

"Nachdem wir das schlechte Ergebnis (der Trisomie 21, sog. "Mongoloismus", d. Verf.) erhielten, erzählten mein Mann und ich allen davon. Mitgefühl und Unterstützung von unseren Freunden, Familie und Kollegen haben uns geholfen, die Tortur zu überleben, eine sehr gewünschte Schwangerschaft abbrechen zu lassen. Wenn wir unseren Verlust geheimgehalten hätten, hätten wir uns selbst dieser Hilfe beraubt, als das Gefürchtete wahr wurde" (S. 64).

Elder und Laurence (1993) zufolge vermindert die Einrichtung einer psychologischen Beratung deutlich die Rate anhaltender Trauerreaktionen. Dies konnte in der randomisierten Studie von Lilford et al. (1994) aber nicht generell bestätigt werden: Routinemäßige Beratung nach einem Schwangerschaftsabbruch bzw. einer Totgeburt verminderte Depressionen, Ängste und Trauer nicht. Allerdings war der Rücklauf bei den beiden Gruppen sehr unterschiedlich (48% bei den Frauen mit Abbruch, hingegen 83% nach Totgeburt, sodaß der Wert der Zufallszuweisung angezweifelt werden muß. Innerhalb der Behandlungsgruppe verbessern sich die Frauen am deutlichsten, die die Beratung tatsächlich in Anspruch nahmen. Von klinischer Seite wird die Mitarbeit der Beraterin als bereichernd erlebt.

6.6 Besonderheiten des Schwangerschaftsabbruchs aus sozialer Indikation

Ungünstige äußere Umstände oder innere Konflikte lassen es der betroffenen Frau oder dem Paar nicht möglich erscheinen, die Schwangerschaft auszutragen (vgl. Menne & Moersch, 1980). Häufig spielen dabei Konflikte in der Partnerschaft eine große Rolle, z.B. eine ungeplante Schwangerschaft in einer kurzfristig eingegangenen, unverbindlichen Beziehung oder als "Rettungsversuch" bei einem Trennungskonflikt (Goebel, 1984).

Neuere Studien ergaben, daß gravierende und anhaltende seelische Beeinträchtigungen weit seltener als nach einem Abbruch wegen kindlicher Fehlbildung eintreten (bei bis zu 10% der Frauen; Zolese & Blecker, 1992). Sehr belastend wird die Entscheidungssituation vor dem Abbruch erlebt. Auftretende Trauerreaktionen sind häufig von kurzer Dauer; Schuldgefühle stehen im Vordergrund (Adler et al., 1990). *Risikomerkmale* für Verarbeitungsprobleme sind: eine zwiespältige Einstellung zum Abbruch, ethisch - religiöse Vorbehalte, mangelnde Unterstützung durch Partner und soziales Umfeld, höheres Alter und Vorhandensein von Kindern sowie seelische Vorbelastungen (Zolese & Blecker, 1992).

Allerdings gibt es wenig gesicherte Ergebnisse zur *langfristigen* Verarbeitung, da die Bereitschaft zur Teilnahme an den Studien rasch sinkt. Klinischen Beobachtungen zufolge können Trauerreaktionen und psychovegetative Störungen jedoch noch Jahre später verzögert auftreten, in nachfolgenden Schwangerschaften, zum Jahrestag des Abbruchs oder dem errechneten Geburtstermin (Franco et al., 1989). Auch in unseren Studien berichten Patientinnen mit einer Fehlgeburt vermehrte Beschwerden in der Schwangerschaft, wenn sie zuvor einen Abbruch gehabt haben. Nach ihrer Totgeburt haben diese Frauen vermehrt unter Angst, Ärger und Körperbeschwerden zu leiden. Ein früherer Abbruch erhöht weder nach Fehl- noch Totgeburt das Risiko für Depressionen.

Deutlicher zeigt sich in Psychotherapien, daß zumindest für einige der Frauen der Weg aus der "biographischen Sackgasse" eine tiefere seelische Verletzung bedeutet (Petersen,1991). Diese wird unter dem Druck der Entscheidung, häufig auch sozialem Unverständnis *("Wein' doch nicht, Du hast es doch so gewollt")* verleugnet. Die erforderliche Trauer darüber findet nicht, in verzögerter oder verzerrter Weise (häufig als Selbstbestrafung oder sexuelle Vermeidung) statt. Ob diese Lebenskrise als Chance für die persönliche Entwicklung genutzt werden kann, hängt maßgeblich auch davon ab, ob eine offene Aussprache mit dem Partner und eine klare Übernahme von Verantwortung auf beiden Seiten möglich ist. Die Rolle des Mannes in Entscheidungskonflikt und Bewältigung des Abbruchs ist noch wenig bekannt (Roeder et al., 1994). Erst neuerdings wird auch der seelische Preis anerkannt, die die Ärzte bei der Durchführung des Schwangerschaftsabbruchs zu zahlen haben, ihre Ohnmacht im Konflikt zwischen dem Erhalt von Leben und der Verantwortung für die Patientin (Petersen, 1991).

6.7 Schlußfolgerungen

Medizinische Untersuchungsverfahren dienen im allgemeinen dem Nachweis einer *bestehenden* Erkrankung. Im Unterschied hierzu ermöglichen die Fortschritte der Molekulargenetik, eine rasch steigende Zahl von späteren Krankheiten mit unterschiedlicher Wahrscheinlichkeit aus der Erbsubstanz des Individuums *vorherzusagen.* An welche Entscheidungskriterien sollen sich die betroffenen Eltern halten? Welchen Behinderungsgrad, zu welchem Zeitpunkt in seinem späteren Leben, mit welcher Wahrscheinlichkeit können sie sich und ihrem Kind zumuten? Wenn sie sich für ihr Kind entscheiden, was teilen sie im Kind über sein späteres Erkrankungsrisiko mit, was der Verwandtschaft (Beck-Gernsheim, 1994)? Diese Entwicklung wird auch gefördert durch neue Techniken, die in den ersten Schwangerschaftsmonaten eine Untersuchung kindlicher Zellen im Blut der Schwangeren zulassen und als künftige, risikolose Möglichkeit breit angelegter Reihenuntersuchungen propagiert wird (Holzgreve et al., 1994).

Im Unterschied zum Schwangerschaftsabbruch aus sozialer Indikation sind nach bisherigem Kenntnisstand Trauerreaktionen nach einem Schwangerschaftsabbruch infolge einer kindlichen Fehlbildung in der Regel zu erwarten, und sie sind mindestens so schwerwiegend wie nach einer Totgeburt. Es fehlt häufig die Möglichkeit, sich mit dem Partner vom gemeinsamen Kind zu verabschieden, und gute, tröstliche Erinnerungen zu behalten, um die sich die Trauerarbeit entwickeln kann. Stattdessen bleiben quälende und anhaltende Schuld- und Schamgefühle, die die Trauer blockieren. Sie werden durch Unverständnis, Isolation und Rückzug verstärkt.

Einschränkend ist darauf hinzuweisen, daß die vorliegenden Studien mehrheitlich nur kleine Fallzahlen aufweisen. Daß der Anteil der Frauen, die die Studienteilnahme verweigern, höher ist als nach einer Totgeburt (in der Regel um 50%) deutet nochmals auf die anhaltende Schuld- und Schamproblematik. Vermutlich wird dadurch die tatsächliche Rate seelischer Folgebelastungen eher unterschätzt.

Abrupt konfrontiert mit einer Fehlbildung oder Erkrankung ihres Kindes ist eine psychologische Begleitung und Betreuung der betroffenen Paare erforderlich, die ihnen ermöglicht, ihren *eigenen* Weg zu finden. Dies erleichtert auch die Übernahme von Schuld und Verantwortung, wenn die Entscheidung zum Abbruch fällt und hilft, einen Trauerprozeß einzuleiten.

7 Der tragische Verlust von ungelebtem Leben

So unterschiedlich die besprochenen Verluste einer Schwangerschaft oder eines Babys erscheinen, so gibt es auch eine Reihe von Gemeinsamkeiten. Beide, Gemeinsamkeiten und Unterschiede der Belastungen und Bewältigungsmöglichkeiten werden gegenübergestellt und verglichen.

7.1 Jähes Ende einer Schwangerschaft

Ermutigt durch das Leitbild einer glücklichen, komplikationslosen Schwangerschaft und die Teilnahme an der Schwangerenvorsorge geht die Mehrzahl der Paare ab Bestätigung ihrer Schwangerschaft davon aus, daß sie ein gesundes Kind bekommen wird. Daher wird der Eintritt der Schwangerschaft in der Regel bereits kurz nach Feststellung freudig im Bekannten- und Verwandtenkreis mitgeteilt. Die Fehl- oder Totgeburt kommt wie ein unerwartetes und "jähes Ende" (Lothrop, 1992), nach vorliegenden Erkenntnissen eine Erschwernis für die Bewältigung (Kap. 2.4). Der Tod eines Kindes, das in der Phantasie und real bereits zum Teil des eigenen Lebens geworden ist, ist ein "unzeitgemäßer", widernatürlicher Verlust, der der Generationenfolge widerspricht. Schwer zu begreifen ist, wie die Geburt, die die Paare wochen- und monatelang herbeigesehnt hatten, zugleich der Tod ihres Kindes ist.

Seit Freud (1917) wird als Kern der *Trauerarbeit* angesehen, daß Hinterbliebene Erinnerungen und Erwartungen an die verstorbene Person aufsuchen und sich mit der Unabänderlichkeit des Verlustes auseinandersetzen, verbunden mit intensivem Schmerz. So können sie allmählich Bindungen lösen und stabile, positive Erinnerungen aufbauen, die sie ohne allzu großen Schmerz aufsuchen können. Im Unterschied zum Verlust einer nahestehenden Person *fehlt* jedoch beim Verlust einer Schwangerschaft eine greifbare *Beziehungserfahrung* mit einer lebendigen Person. Es gibt wenig konkrete Anhaltspunkte für Leben und Individualität des Embryos oder Feten, bei der Fehlgeburt oft nicht einmal im Ultraschall. Eine Patientin beschrieb es so: *"Ein Abort ist, wie wenn man ein Kind verliert, das man nicht kennt. Kein anderes könnte es ersetzen."*

Umso wichtiger ist es, - sofern möglich - Betroffenen die Möglichkeit zu geben, eine persönliche Beziehung zu ihrem Kind aufzunehmen. Selbst nach Schwangerschaftsabbruch wegen kindlicher Fehlbildung finden fast alle Frauen den Anblick ihres verstorbenen Kindes hilfreich, auch wenn dies mit viel Angst und Unsicherheit verbunden ist. So haben sie die Möglichkeit, *dieses* Kind zu sehen, "schön" zu finden, es zu halten, wenigstens für einen Moment Eltern zu sein, Abschied zu nehmen und innerlich und äußerlich (als Foto) wertvolle Erinnerungen zu bewahren. Diese werden zum Kristallisationspunkt des Trauerprozesses. Namensgebung und Beerdigung helfen, dem verstorbenen Kind eine eigene Identität zu geben und einen Ort zum Trauern zu finden. Einige Frauen, die ihr totes Kind nicht gesehen und nicht beerdigt haben, quälen sich noch lange mit der Frage, wie es wohl ausgesehen hat und was mit ihm geschehen ist. Auch nach der Fehlgeburt können Ultraschallaufnahmen oder Gegenstände, die für das erwartete Kind angeschafft wurden, helfen, den Verlust zu konkretisieren.

Vor allem die erste Schwangerschaft ist eine verwundbare Phase, in der Selbstbild, soziale Beziehungen, Partnerschaft und Lebensgestaltung neu organisiert werden. Durch den Verlust wird die begonnene *Entwicklung vereitelt* (Leon, 1990). An die Schwangerschaft geknüpfte Wünsche, Hoffnungen und Lebensentwürfe werden zunichte gemacht. Ungelebt bleibt nicht nur die Entwicklung des Kindes, sondern auch ein wesentlicher Teil der Lebensentwürfe der Eltern. Daraus entsteht eine schmerzhafte Diskrepanz zwischen dem realen und dem herbeigesehnten Zustand, Mutter zu werden *("Ich habe erlebt, Mutter zu werden und darf es nicht sein").* Zugleich verlieren Betroffene die Rollen als werdende Mutter und als Patientin, die besondere Aufmerksamkeit, Rücksichtnahme und Wertschätzung in sozialem Umfeld und Schwangerenvorsorge genoß:

> *"Jetzt bist Du nichts Besonderes mehr, in Deiner Umgebung wird wieder geraucht, die Sonderrechte werden genommen (Abort 9. SSW)."*

Die Wünsche und Vorstellungen in bezug auf Kind und Elternschaft sind in hohem Maße mit dem eigenen Selbstwertgefühl verknüpft. Solange die Trennung zwischen der eigenen Person und dem heranwachsenden Kind nicht oder unvollständig vollzogen ist, handelt es sich psychologisch um den Verlust eines Teils des Selbst (*narzißtischer Verlust*; Leon, 1992b), der im Innern des eigenen Körpers stattfindet. Zum Schmerz über den Verlust kommt die Einbuße des Selbstwertgefühls, als Frau dem eigenen Ideal von Mütterlichkeit oder Weiblichkeit nicht genügt zu haben und kein lebensfähiges oder gar ein fehlgebildetes Kind hervorgebracht zu haben, oft verbunden mit Scham- und Versagensgefühlen *("Nicht einmal das bringe ich gescheit fertig").* Paare, die noch keine Kinder haben, fühlen sich unter anderen jungen Eltern im Bekanntenkreis isoliert.

Entgegen dem Bedürfnis betroffener Eltern gibt es im Einzelfall von ärztlicher Seite bei den meisten Fehlgeburten, häufig auch bei Totgeburten, *keine* zufriedenstellende *Erklärung.* Dies begünstigt ihre eigene Ursachensuche, die dann oft von Selbstverschulden ausgeht. Verwirrend sind die Sprachregelungen, wenn ein tot geborenes Kind als Fetus, Fehlgeburt, Spontanabort oder Abgang bezeichnet wird.

Anders als nach dem Tod einer nahestehenden Person *fehlen* ritualisierte und selbstverständliche Formen der Trauer und Anteilnahme, die helfen, der eigenen Trauer Ausdruck zu geben oder Trost zu finden. Oft werden nicht einmal die Bedeutung und der Kummer über den Verlust ihres Kindes, das aus der Sicht Außenstehender "gar nicht gelebt hat" oder "nicht lebensfähig war", anerkannt. Desinteresse, Verständnislosigkeit von Verwandten, Freunden, Ärzten, Mitpatienten und Kontaktvermeidung *("Man wird behandelt, als ob man die Pest hätte")* werden immerhin von jeder dritten Frau berichtet: *"Man weiß, die wissen's und sagen einfach nichts".* Besonders kränkend ist, wenn betroffene Eltern aufgefordert werden, ihrerseits den Verlust totzuschweigen, um andere schwangere Paare nicht zu belasten: *"Sagt bittschön nicht, was Euch passiert ist".*

7.2 Trauer hilft, mit dem Verlust zu leben

War die Schwangerschaft gewünscht und besteht eine ausgeprägte Bindungsbereitschaft zum Kind, ist *Trauer* ein notwendiger, schmerzlicher und nicht selten kreativer Prozeß, der hilft, den Verlust zu überwinden. Trauer verläuft in ähnlichen Phasen wie nach dem Verlust einer nahestehenden Person und ist selbstbegrenzt:

Selbst wenn mangelndes Wachstum des Feten oder Blutungen signalisierten, daß die Schwangerschaft gestört war, erleben viele Frauen die Feststellung, daß ihr Kind tot ist, wie einen *Schock.* Bis zur Kürettage oder Entbindung verleugnen einige den Verlust und halten daran fest, daß ihr Kind gar nicht tot ist, sondern *"langsamer wächst als andere".* Einige Frauen fühlen sich wie betäubt, und es fällt ihnen noch tagelang schwer zu glauben, daß sie nicht mehr schwanger sind. Nicht selten empfinden sie fortgesetzte Empfindungen von Kindsbewegungen sehr irritierend.

Vor allem anfangs *hadern* Betroffene mit dem eigenen Schicksal:

"Und warum muß die ein Kind kriegen, wo sie es gar nicht möchte und raucht wie ein Schlot ... und die wird's kriegen und keine Probleme haben, und ich hab' aufgepaßt und krieg' es nicht" (Fehlgeburt in der 19. SSW).

Einige hadern mit Gott und zweifeln an ihrem Glauben: *"Ich dachte immer, der Herrgott hält seine Hand über mich, und dann passiert das"*. Häufig sind vor allem in der ersten Zeit Gefühle von Enttäuschung, Ungerechtigkeit und Auflehnung bis hin zu heftigen Wutausbrüchen. Die *"ganze Welt"* scheint *"nur aus Schwangeren und Babys zu bestehen"*.

"Traurigkeit" über den Verlust tritt oft erst nach Entlassung aus dem Krankenhaus in den Vordergrund, wenn Betroffene mit der schmerzlichen Aufgabe konfrontiert sind, Vorbereitungen rückgängig zu machen und anderen den Verlust mitzuteilen. Statt mit ihrem ersehnten Baby müssen sie alleine in die leere Wohnung zurückkehren. Im Zentrum von Trauer steht die Auseinandersetzung mit dem verlorenen Kind, die der allmählichen Ablösung dient. Sie ist verbunden mit Sehnsucht nach dem verlorenen Kind, Kummer, Weinen, Bedürfnis, über den Verlust zu sprechen. Das Durchgehen möglicher Versäumnisse kann starke Scham- und Schuldgefühle wecken. Traurigkeit ist ansteckend, weckt beim Gegenüber Mitgefühl und Traurigkeit - und wird paradoxerweise gerade deshalb im sozialen Umgang häufig gemieden.

Mit der Erschütterung von Zuversicht und Selbstvertrauen *("Mir kann sowas nicht passieren")*, kommt es zu tiefer Verunsicherung. Eine wichtige Rolle spielt daher die *Angst*, erneut eine Schwangerschaft zu verlieren oder keine Kinder mehr bekommen zu können: *"Dir ist es passiert, vielleicht passiert es Dir noch einmal"*.

Ein wichtiger Teil der Bewältigung ist die Suche nach Halt und Trost im Glauben, in veränderten Lebenseinstellungen oder bei Nahestehenden: *"Ich muß immer weinen, wenn ich darüber spreche, aber hinterher fühle ich mich etwas leichter"*.

Das Durchlaufen der beschriebenen Trauerphasen hat eine heilsame Wirkung. Es ermöglicht, stabile und positive Erinnerungen an das verlorene Kind zu bilden und sich einer neuen Schwangerschaft oder anderen Aufgaben zuzuwenden. Trauer nimmt mit längerer Schwangerschaftsdauer zu und ist nach einer Totgeburt deutlich stärker und länger anhaltend (Cuisinier et al., 1993; Theut et al., 1989; Lasker & Toedter, 1991). Schließlich hatten Betroffene durch die längere Schwangerschaftsdauer (durchschnittlich 31 Wochen) mehr Zeit und Gelegenheit, ihre Schwangerschaft zu akzeptieren, zwiespältige Gefühle aufzulösen, verspürten seine Bewegungen und konnten so eine intensivere Beziehung zu ihrem Kind entwickeln. Trauerreaktionen nach einer Fehlgeburt klingen im Laufe von 6 Monaten deutlich ab, nach einer Totgeburt etwa im Laufe von ein bis zwei Jahren.

Zu beachten ist, daß sich die Bindung an das erwartete Kind und damit auch die Traurigkeit über den Verlust individuell mit sehr unterschiedlicher Geschwindigkeit vollzieht. Entsprechend ist die Spannbreite der Reaktionen nach einer Fehlgeburt größer als nach einer Totgeburt und reicht von milder Enttäuschung bis hin zu tiefer Trauer: Frauen, die im frühen Abschnitt der Schwangerschaft noch keine intensive Bindungsbereitschaft zum Kind aufgebaut haben, zeigen kaum Traurigkeit.

7.3 Depressive Reaktionen und anhaltendes Leiden

Depressive Reaktionen werden unmittelbar nach dem Verlust bei 20% bis 36% der betroffenen Frauen beobachtet (Beutel et al., 1993; Neugebauer et al., 1992; Smith & Borgers, 1988-89), unabhängig davon, ob es sich um eine Fehl- oder Totgeburt handelt. In der hier vorgelegten Studie waren es 32% unmittelbar nach der Fehlgeburt und 25% mehr als ein Jahr nach einer Totgeburt. Dabei handelt es sich meist um vergleichsweise milde depressive Verstimmungen oder Befindlichkeitsstörungen als Reaktion auf den Verlust und nicht um eine schwere Depression (major depression) im psychiatrischen Sinne (vgl. Kap. 3.10).

Angaben darüber, wie schnell depressive Verstimmungen abklingen, schwanken je nach den zugrundegelegten Kriterien: Einzelne Studien berichteten eine deutliche Abnahme bereits nach 6 Wochen bzw. 6 Monaten auf 10-13%, anderen zufolge scheinen diese Werte zumindest in den ersten 6 bis 12 Monaten konstant hoch (um 20%; Beutel et al., 1993).

Tritt eine *depressive Reaktion* alleine oder kombiniert mit einer Trauerreaktion ein, wird der Verarbeitungsprozeß erschwert und verzögert: Verlust und Trennungsschmerz werden oft vermieden oder verleugnet. Die Beschäftigung mit eigenem Leiden, Versagen, Schuld und Anklage blockiert die Auseinandersetzung mit dem verlorenen Kind, und es kann zu Hilf- und Hoffnungslosigkeit kommen. Schuldgefühle gehen oft mit Selbstwertbeeinträchtigung und Alpträumen über den Tod des Kindes einher. Dies ist besonderes häufig nach einem Schwangerschaftsabbruch wegen kindlicher Fehlbildung, kann aber auch noch lange nach einem Abbruch aus sozialer Indikation anhalten. Es kommt zu anhaltenden Beinträchtigungen von Wohlbefinden und sozialen Beziehungen. Ängste können sich auch auf nahestehende Personen (Partner, Kinder) oder als Todesangst auf die eigene Person richten. Oft stehen funktionelle Störungen (z.B. Unterleibsschmerzen, Schwäche, Lähmungserscheinungen; vgl. *Frau D.*, Kap. 3.7) im Vordergrund. Im Gegenüber löst sie häufig Distanziertheit, Ungeduld oder Gereiztheit aus als Reaktion auf Bitterkeit, einförmige Klagen und Selbstbezogenheit. Wie in den eingangs (Kap. 2) zitierten Studien besteht bei anfänglicher depressiver Reaktion ein erhöhtes Risiko anhaltender Depressionen.

Wann kommt es zur depressiven Reaktion? Unsere Studien ergeben folgende *Risikomerkmale*: eine zwiespältige Einstellung zur Schwangerschaft, frühere Depressionen, Ängste, unverarbeitete Belastungen im vorangegangenen Jahr, ungünstige Begleitumstände, mangelnde Gesprächsmöglichkeit, Anerkennung des Kummers und Unterstützung. Umgekehrt entmutigten Gereiztheit und vorwurfsvoller Rückzug als häufige Begleitmerkmale der depressiven Reaktion Partner und andere Bezugspersonen, angemessene Unterstützung zu geben. Wie der folgende Abschnitt zeigt, können geschlechtsspezifische Unterschiede der Verarbeitung in der Partnerschaft in einem Teufelskreis aus Vermeidung, Vorwurf und enttäuschtem Rückzug zur Depression beitragen.

7.4 Bewältigung in der Partnerschaft

Entgegen verbreiteten Überzeugungen ist die Aufgabe von Hoffnungen, Erwartungen an und Phantasien über das Kind nach der Fehlgeburt eine wesentliche Quelle von Trauer für *beide* Partner. Männer trauern auch, aber weniger intensiv als ihre Partnerinnen, und sie reagieren seltener mit depressiven Verstimmungen. Sie erleben ihre Trauer ähnlich, zeigen sie jedoch weniger offen, weinen seltener, und finden es weniger schmerzlich, Schwangere zu sehen.

Sie trauern weniger, da sie nicht die körperlichen Empfindungen verspüren, die die Frühschwangerschaft begleiten, und sie haben seltener Gelegenheit, ein Ultraschallbild des lebenden Feten zu sehen. Traurigkeit (und Angst vor erneutem Verlust) kann von den Frauen auf ihre Männer übertragen werden.

Entgegen den allgemeinen Ergebnissen gibt es eine Gruppe von Männern, die sich sehr über die Schwangerschaft gefreut hat und stärker trauert als ihre Partnerin (vgl. Cummings, 1984).

Die Mehrzahl der Frauen fühlt sich unmittelbar nach der Fehlgeburt durch ihren Partner gut unterstützt. Einige fühlen sich unverstanden, wenn ihr Partner, hilflos gegenüber ihrer Trauer und besorgt über ihr Befinden, sich bemüht, *"stark"* zu bleiben und eigene Betroffenheit zu verbergen. Dabei spielt die Sorge des Partners eine Rolle, seine Frau durch Äußerung eigener Gefühle zu überfordern. Er ist der Überzeugung, es ist besser, *"nicht im Leid zu versinken"*. Ablenkungsversuche oder Flucht in berufliche Vorhaben können bei der Partnerin wiederum den Eindruck erwecken, der Verlust des gemeinsamen Kindes mache ihm nichts oder wenig aus. So kann ein *Teufelskreis* aus gegenseitiger Enttäuschung und Vorwurf entstehen.

Auch wenn anfangs die gemeinsame Trauer die Partner näher zusammenbringt, entstehen unabhängig von der Art des Verlustes nicht selten Konflikte daraus, daß Männer die Auseinandersetzung mit dem Verlust *rascher* beenden. Entsprechend den Ergebnissen von Dyregov und Matthiesen (1987b) beklagt eine zunehmende Zahl von Frauen nach 6 und 12 Monaten, daß ihr Partner vermeidet, über die Fehlgeburt zu sprechen. Sie fühlen sich oft gedrängt, ihrerseits nicht länger zu trauern oder fürchten, ihn über Gebühr zu belasten. Erschwerend kommt hinzu, daß dieser Verlust vielfach vom medizinischen und sozialen Umfeld nach wie vor nicht hinreichend ernst genommen und in seiner Tragweite anerkannt wird, sodaß Verständnis und Unterstützung außerhalb der Partnerschaft begrenzt sind. Wenn Frauen das Gefühl haben, nicht mit ihrem Kummer von ihrem Mann verstanden und unterstützt zu werden oder die Auseinandersetzung mit ihrer Trauer vermeiden, erweist sich das als Riskofaktor für anhaltende depressive Verstimmungen, funktionelle Beschwerden und Ängste (Wittchen & von Zerssen, 1987). Die Frauen in unserer Studie, die mit depressiven Reaktionen und Gereiztheit reagieren, beklagen sich, daß ihre Partner vermeiden, über den Abort zu sprechen, was zu weiteren Konflikten zwischen ihnen führt. Andererseits fühlen sich die Männer besorgt und belastet, wenn ihre Frauen anhaltende und depressive Reaktionen und Reizbarkeit erleben, und viele flüchten sich in vermehrte berufliche Aktivität.

7.5 Weitere Kinder und neue Schwangerschaft

Ob *weitere Kinder* vorhanden sind, spielt kurzfristig eine überraschend geringe Rolle für die Verarbeitung einer Fehlgeburt. Unmittelbar danach mildern weitere Kinder die Traurigkeit über den Verlust, aber nur bei den Frauen, die bereits einen Abort hatten. Einige Mütter fühlen sich überfordert, ihren meist kleineren Kindern den Verlust zu erklären und sind ihnen gegenüber ängstlicher (vgl. Cain et al., 1964). Wie die Pilotstudie (Deckardt et al., 1994) zeigt, sind eigene Kinder *längerfristig* sehr hilfreich, wenn Frauen ohne Kinder an ihrer Hoffnung zweifeln, überhaupt Kinder bekommen zu können. Kinderlose Frauen halten nach ihrer *Totgeburt* viel intensiver und länger an ihrer Traurigkeit über den Tod ihres Kindes fest als Frauen, die bereits Kinder gehabt haben oder danach Kinder bekommen.

Eine *erneute Schwangerschaft* erscheint vielen Frauen als einzige Möglichkeit, unerträgliche Gefühle von Leere zu füllen oder sich ihrer Fähigkeit zu vergewissern, überhaupt ein Kind austragen zu können. Daher haben fast alle Frauen hatten nach ihrem Verlust den Wunsch nach einer baldigen, neuerlichen Schwangerschaft.

Unabhängig von der Art des Verlustes ist eine erneute, erfolgreiche Schwangerschaft meist hilfreich für die Bewältigung, während eine weitere Fehlgeburt den Kummer verstärkt. Das Ausmaß der Verunsicherung oder wiederbelebter Trauer in der folgenden Schwangerschaft ist jedoch nicht zu unterschätzen (Bourne & Lewis, 1984): Selbst bei störungsfreiem Verlauf beklagen die meisten Frauen vorübergehende Ängste, oft auch Reizbarkeit und allgemeine Befindensbeeinträchtigung in der nachfolgenden Schwangerschaft. Aus Angst vor neuerlicher Enttäuschung teilen sie ihre neue Schwangerschaft später im Freundeskreis mit und vermeiden, sich früh an das folgende Kind zu binden.

Es wird immer wieder warnend darauf hingewiesen, daß eine erneute Schwangerschaft, die früh erfolgt, um sich den Verlustschmerz zu ersparen, eine verzögerte Trauer oder depressive Reaktion hervorrufen kann. Schließlich sei es kaum möglich, sich zugleich dem werdenden Leben zuzuwenden und vom verlorenen Abschied zu nehmen. Dies ließ sich nicht generell nachweisen: Der Zeitpunkt einer neuerlichen Schwangerschaft (innerhalb der ersten 2 bis 3 Monate oder später) hat keinen meßbaren Einfluß auf die Verarbeitung der Fehlgeburt (vgl. Davis et al., 1989). Klinisch zeigt sich jedoch in Einzelfällen, daß eine rasche neue Schwangerschaft die Verlustverarbeitung blockieren kann: Einige Frauen erleben bei kurzem zeitlichem Abstand ihre neuerliche Schwangerschaft wie eine *"Fortsetzung"* der früheren, fehlgeschlagenen und haben große Ängste, wieder das gleiche Schicksal zu erleiden (*Frau L.*, Kap. 9.2.7). Einzelne Frauen erleiden ausgeprägte Verstimmungen nach der Geburt des folgenden Kindes (im Sinne einer verzögerten Trauerreaktion). Äußerst belastend wird es erlebt, wenn sich zum Zeitpunkt des errechneten Geburtstermins des verstorbenen Kindes eine neuerliche Fehlgeburt ereignet.

Die Hoffnung, mit der neuen Schwangerschaft *"den Urzustand wiederherzustellen"*, den erlittenen Verlust wieder wettzumachen, kann für Mutter und Kind schwierig werden, wenn nach der Totgeburt ein konkretes Bild vom verlorenen Kind vorliegt, und es bspw. als enttäuschend erlebt wird, daß das nachfolgende *"Ersatzkind"* (Cain & Cain, 1964, Kap. 9.3.4) ein anderes Geschlecht hat als das zu ersetzende.

7.6 Trauer, persönliche Entwicklung und die Grenzen der Bewältigung

Um ihr Kind zu betrauern, das sie *"kaum kannten"*, ist für viele Frauen hilfreich, bewußt oder unbewußt Symbole, Bilder oder Vergleiche (*"Vögelchen"*) zu gebrauchen. Eine wichtige Rolle spielen Träume, die zugleich Auskunft über den Fortgang der Trauerarbeit geben (Kast, 1982):

> *Eine Teilnehmerin beschreibt ihren Traum als Abschied von dem verlorenen Kind (nach Fehlgeburt 14. SSW): "Ein kleines Mädchen besucht mich und will unbedingt bei mir bleiben. Ich sage, es geht nicht, und schicke sie fort. Mein Mann meint dazu, das nächste Mal behalten wir sie aber."*

Eine Frau, die sehr darunter litt, daß sie ihr verstorbenes Kind nicht gesehen hatte, schrieb ihm einen Brief, eine andere ließ zur Erinnerung einen Ring mit Mondsteinen anfertigen. Einige Frauen legen ihm ein Buch zum Andenken an, in das sie Erinnerungsstücke (z.B. Ultraschallaufnahmen) kleben. Als Zeichen ihrer Fürsorge für ihren Sohn, der kurz nach der Frühgeburt gestorben war, gab eine Patientin seinem Grab Stofftiere bei, die sie selbst und die übrigen Familienmitglieder darstellen sollten. Eine weitere Teilnehmerin zündet jeweils zu Gedenktagen eine Kerze für ihr verstorbenes Kind an.

Einem großen Teil der Betroffenen gelingt es, in dem tragischen Verlust positive Aspekte zu finden. So schreibt ein Partner: *"Immerhin wissen wir jetzt, daß meine Frau schwanger werden kann"*. Angestoßen durch den Trauerprozeß berichten viele, daß sie sich persönlich weiterentwickelten: *"Daß ich es schaffte, mit diesem schweren Verlust fertigzuwerden, hat mein Selbstvertrauen gestärkt"*. Eigene Lebensziele und -prioritäten werden eindeutiger: *"Ich bin jetzt dankbarer um die Kinder, die ich bereits habe"*. Sehr hilfreich kann auch das eigene Engagement für mitbetroffene Eltern sein (Krebber, 1994).

Der Wunsch nach Anerkennung des erlittenen Schmerzes zeigt sich in spontanen Reaktionen auf die Studie, in denen einige Frauen ein *"gutes Gefühl"* berichten, *"daß die vorhandenen Probleme ernst genommen werden"* oder *"daß man nicht vergessen wird"*. Einige Frauen, dankbar für erhaltene Unterstützung in der Klinik, wollen, *"daß dies auch anderen Frauen zugutekommt"*; andere mit schlechten Erfahrungen wollen helfen, dies *"künftigen Patientinnen zu ersparen"*. Wiederholte Befragungen über unangenehme, belastende und traurige Ereignisse können aber auch zweischneidige Wirkungen haben: Da sie längst abgelegtes oder vergessen geglaubtes wieder aufwühlen können (*"Müssen Sie uns denn immer wieder dran erin-*

nern?"), wurde allen Teilnehmern eine therapeutische Hilfestellung angeboten (Kap. 3.3). Nicht auszuschließen ist aber auch, daß neben den Hilfestellungen für einzelne der Anstoß zur Auseinandersetzung half, verzögerte Trauer zu vermeiden.

Einige Paare kommen einander näher *("Es war nicht ganz umsonst, es hat meinen Mann und mich zusammengeschweißt")*. Der gemeinsame Kinderwunsch wird eindeutiger: *"Das klare Ja zu Kindern hat sich bei meinem Partner und mir erst durch meine Schwangerschaft eingestellt"*. Für einige Partnerschaften bedeutet dieser Verlust jedoch auch eine Zerreißprobe, die im ungünstigen Fall eine tiefreichende Kluft aufwirft.

Mit dem Verlust eines Kindes wird stets ein Stück der eigenen Zukunft ausgelöscht. Verständlich groß ist daher der Wunsch nach einer neuen Schwangerschaft. Umso schwerwiegender ist, wenn wenig Hoffnung besteht, überhaupt ein (weiteres) Kind zu haben. Möglichkeiten der Bewältigung sind begrenzt, wenn nur geringe Hoffnung auf eine neuerliche Schwangerschaft besteht, etwa wenn Gefährdungen oder Schädigungen der Mutter in der Schwangerschaft oder durch die Geburt eingetreten sind. Dann kann es zur Entwicklung einer chronischen Trauer kommen. Das Festhalten am verlorenen Kind, in der Erinnerung und in Ritualen bestimmt den Alltag und das weitere Leben um den Preis eingeengter Lebens- und Beziehungsmöglichkeiten. Besonders deutlich wird beim plötzlichen Kindstod, daß der Verlust eines Kindes eine persönliche Grenzsituationen für die Betroffenen ist, die nach den hier (Kap. 2.1) formulierten Kriterien möglicherweise nie überwunden wird.

Nach eigenen leidvollen Verlusten schreibt Freud 1929 an Binswanger nach dem Tod dessen Sohnes: "Man weiß, daß die akute Trauer nach einem solchen Verlust ablaufen wird, aber man wird ungetröstet bleiben, nie einen Ersatz finden. Alles, was an die Stelle rückt, und wenn es sie auch ganz ausfüllen sollte, bleibt doch etwas anderes" (1968, S. 403).

7.7 Schlußfolgerungen

Der Verlust eines Kindes in der Schwangerschaft, bei oder kurz nach der Geburt, ist für die meisten betroffenen Paare sehr einschneidend. Unabhängig von der Art des Verlustes ist Trauer ein notwendiger und schmerzlicher Prozeß, der hilft, mit dem Verlust zu leben. Entscheidend ist die Bindung an das Kind, die nicht generell mit der Schwangerschaftsdauer zunimmt, sondern eine sehr persönliche Prägung und Tempo aufweist. Gerade dies wird häufig von ärztlicher Seite und im sozialen Umfeld unzureichend verstanden und anerkannt. Unter ungünstigen äußeren und inneren Bedingungen kann es zu depressiven Reaktionen kommen, die die Verarbeitung des Verlustes erschweren und verzögern. Ich glaube, daß eine sorgfältige Differenzierung von Trauer und depressiver Reaktion ermöglicht, auch dazugehörige biologische Veränderungen zu bestimmen. So kann die Frage beantwortet werden, warum ein Objektverlust häufig Krankheit nach sich zieht.

Während Verständnis und Mitfühlen die Trauer erleichtern, bedarf es bei einer depressiven Reaktion, Ängsten, körperlichen Beschwerden oder chronischer Trauer im Gefolge des Verlustes gezielter Hilfestellungen. Möglichkeiten der Unterstützung und Hilfestellung werden im folgenden Kapitel; spezielle psychotherapeutische Vorgehensweisen in Kapitel 9 diskutiert.

8 Hilfestellungen für Betroffene

Viele trauernde Eltern nehmen das Interesse an ihrem Verlust, Frauen auch die Gesprächsangebote dankbar auf, stoßen sie im alltäglichen Umgang doch immer wieder auf Vermeidung, Verschweigen und Unverständnis ihres Kummers. Hilfreiche und hinderliche Einstellungen im Umgang mit betroffenen Eltern werden im folgenden Abschnitt diskutiert. Konkrete Hilfestellungen werden aufgezeigt: in der medizinischen Praxis, in Partnerschaft und Familie, dem Verwandten-, Freundeskreis, sowie im Rahmen von Selbsthilfegruppen.

8.1 Häufige Fehlvorstellungen im Umgang mit trauernden Eltern und Leitlinien

Die folgenden, verbreiteten Einstellungen zur Trauer nach dem Verlust eines Kindes sind vorgeblich zum Wohl der Betroffenen, dienen aber eher Außenstehenden dazu, eigene Unsicherheit, Peinlichkeit oder ungelöste Trauer zu vermeiden:

- *"Unnötiges Leid und schmerzliche Konfrontation ersparen"*: So wurde lange begründet, daß man in der Klinik Eltern ihr verstorbenes Kind nicht zeigte. Dies ist heute noch am ehesten beim Schwangerschaftsabbruch wegen kindlicher Fehlbildung zu beobachten (Kapitel 6). Übereinstimmend berichten viele Frauen, daß ihr Verlust im Verwandten- und Freundeskreis *"totgeschwiegen"*, das Gespräch darüber oder sogar der Kontakt mit ihnen gemieden wird.
- *"Man darf nicht im Leid versinken"*: Herunterspielen der Bedeutung des Verlustes *("Besser gleich als später in der Schwangerschaft"; "besser so als ein behindertes Kind")*, voreilige Aufmunterung oder Ablenkung *("Am besten, Ihr fahrt erstmal in Urlaub")* sollen den Schmerz lindern. Vielfach wird Betroffenen nahegelegt, ihr verlorenes Kind müßte nahtlos zu ersetzen sein: *"Ihr seid ja noch jung und könnt eins nachlegen"*. Beides wird von Betroffenen jedoch als kränkende Nichtanerkennung ihres Schmerzes erlebt. Es kann zur Unterdrückung von Trauer beitragen. Das gilt auch für das Lob von Gefühlsunterdrückung und Selbstbeherrschung als vermeintliche *"Stärke"* oder bewundernswerte *"Haltung"*.

• *"Es wird Zeit, die Trauer hinter sich zu lassen"*: Wie in dem Partnerkapitel beschrieben, sind selbst mitfühlende Personen oft bereits wenige Wochen nach dem Verlust des Kindes der Meinung, es sei Zeit, den Trauerprozeß abzuschließen und wieder *"nach vorne zu schauen"*. Dies kann den Trauerprozeß blockieren und Betroffenen, die gerade in einer Phase intensiver Auseinandersetzung mit dem Verlust und den dadurch aufgebrochenen Emotionen sind, das Gefühl geben, *"nicht normal"* zu sein.

• *"Für Männer ist es halb so schlimm"*: Aufgrund der Vorstellung, daß sich Väter langsamer oder weniger intensiv an das heranwachsende Kind binden als die Mütter, wird nicht erwartet, daß sie einen vergleichsweise intensiven Trauerprozeß durchleben. Wie unsere Ergebnisse zeigten, trauern Männer nach dem Verlust ihres erwarteten Kindes für sich oder mit ihrer Partnerin, auch wenn sie sie nicht so offen zeigen.

• *"Trauer ist wie eine Form von Depression"*: Die verbreitete Gleichsetzung von Trauer mit einer Depression (Kap. 2) verleitet dazu, Trauer wie eine Krankheit zu behandeln. Aus dem Reflex, etwas gegen das Leiden zu tun, wie eine Blutung das Weinen zum Stillstand zu bringen, wird vorschnell auf Beruhigungsmittel oder Antidepressiva zurückgegriffen, die den Trauerprozeß blockieren. Schließlich ist das Durchleben des Schmerzes ein wesentlicher Teil der "Trauerarbeit" (Freud, 1917).

• *"Das Diktat der "richtigen" Trauer"*: Mit der zunehmenden Zahl "rezeptbuchartiger" Empfehlungen zum Umgang mit trauernden Eltern (z.B. Hutti, 1988) wächst die Gefahr, daß nun auch von ihnen der "richtige" Umgang mit der Trauer erwartet wird. Eine Patientin hatte nach ihrer Fehlgeburt angesichts der "*todtraurigen*" Miene ihres Arztes das Gefühl, sie müßte trauern, *"dabei war's für mich doch noch gar kein Kind"*. Leon (1992a) wirft die Frage auf, warum trauernde Eltern eigentlich in Anwesenheit von medizinischem Personal weinen sollten, das sie kaum kennen.

• *"Angst, nicht "normal" zu sein"*: Als Pendant zum häufigen Herunterspielen des Verlustes durch Nichtbetroffene fürchten manche Betroffene, ihre tiefe innere Erschütterung sei unangemessen oder gar Ausdruck psychischer Krankheit. Sie unterdrücken daher den offenen Ausdruck ihrer Trauer. Psychotherapeutische Hilfe aufzusuchen wird als weiteres Zeichen der eigenen Unzulänglichkeit angesehen und nicht als Suche nach Verständnis und Erleichterung.

Beim *Umgang* mit Trauernden kommt es auf die innere Einstellung, die Offenheit und Bereitschaft, mitzufühlen ("Echtheit") an und nicht auf die Befolgung bestimmter "Regeln". Da Trauer "ansteckend" wirkt (Kap. 2), kann Anteilnahme durch eigene, ungelöste Trauer blockiert werden. Praktische Hinweise für Betroffene und Helfer geben die Arbeitsgruppe "Der frühe Tod von Kindern" (1994), Borg und Lasker (1987), sowie Lothrop (1992). Im allgemeinen wird es als *hilfreich* erlebt,

- Anteil zu nehmen, und Mitgefühl auch offen zu zeigen und auszusprechen,
- Klischees zu vermeiden, vorschnelle Äußerungen wie *"Ich weiß, wie Dir zumute ist"*,
- auch heftige und widersprüchliche Gefühle anzuerkennen und Traueräußerungen nicht zu werten ("unbedingte Wertschätzung"),
- "aktiv" zuzuhören, ggf. auch vorsichtig zum Ausdruck von Trauer zu ermutigen,
- Betroffenen die Zeit zu lassen die sie brauchen, um ihren Verlust zu verarbeiten,
- beide Partner anzusprechen,
- praktische Hilfestellungen (z.B. Betreuung weiterer Kinder) anzubieten.

8.2 Hilfestellungen in der medizinischen Praxis

Angesichts des hohen Anteils Betroffener (bis zu 20-30%), die nach einer Fehl- oder Totgeburt anhaltende seelische, psychosomatische Störungen oder Partnerschaftskonflikte entwickeln, kommt der medizinischen Betreuung eine große Bedeutung für Prävention, frühzeitiges Erkennen und Behandlung zu. Gesprächswünsche Betroffener richten sich nach den eigenen Ergebnissen in erster Linie an den behandelnden Arzt und schließen meist die seelische Verarbeitung des Verlustes mit ein (Kap. 3.9).

Die medizinische Betreuung von Frauen, die ihr Kind durch Fehl- oder Totgeburt verlieren, erfordert von den Ärzten, Schwestern und Hebammen, mit ihrem Leid mitzufühlen und eigene Traurigkeit, Ohnmachts- und Versagensgefühle zu ertragen. Nicht zu unterschätzen ist daher die Belastung einer Totgeburt für das gesamte Behandlungsteam. Frauen wechseln nach einer Fehl- oder Totgeburt (Bourne, 1968) vor allem dann ihren Arzt, wenn sie mit ihm nicht über die seelische Verarbeitung ihres Verlustes gesprochen und sich mehr Hilfe von ihm gewünscht haben.

Für den Umgang mit den Betroffenen ist es wichtig, Komplikationen von Trauer und Risikomerkmale zu erkennen. Diese sind aufgrund der individuellen Unterschiedlichkeit von Trauer ohne Kenntnis des zeitlichen Verlaufs kaum zu beurteilen: Wie bereits dargelegt, klingen Trauersymptome nach einer Fehlgeburt meist in den ersten sechs Monaten deutlich ab, nach Totgeburt innerhalb von 1 bis 2 Jahren. Kommt es nicht zu einem allmählichen Abklingen von Trauer innerhalb von Monaten oder gar zu einer Verschlimmerung, ist dies ein Hinweis auf Komplikationen. Nicht selten manifestiert sich ungelöste Trauer in verzerrter oder verzögerter Form. Wie die eigenen Ergebnisse zeigen, führen sie Betroffene gehäuft zum Arzt. Sie werden aber oft nicht als Zeichen ungelöster Trauer erkannt und daher u.U. fehldiagnostiziert. *Tabelle 13* gibt daher einige häufige klinische Anhaltspunkte für *Komplikationen* der Trauer.

Tab. 13: Einige klinische Anhaltspunkte für komplizierte Trauer

- Anhaltende, schwere oder zunehmende depressive Verstimmungen
- Quälende, anhaltende Schuldgefühle (Strafe, Schlechtigkeit)
- Suizidgedanken oder -impulse
- Verlustängste oder unspezifische Ängste (Todesangst, Panik)
- Bitterkeit, Gereiztheit oder Wut
- Zunahme zwischenmenschlicher Konflikte (Partner, Kinder)
- Vermeidung bzw. Verleugnung von Erinnerungen und Kummer
- Psychovegetative Beschwerden (Unterleibsschmerzen, Eßstörung)
- Sexuelle Störungen, Vermeidungsverhalten
- Medikamenten-/ Suchtmittelmißbrauch (Beruhigungsmittel, Alkohol)

• Häufigste Komplikation des Trauerprozesses ist eine *depressive Reaktion.* Diese kann sich u.a. in Niedergeschlagenheit, Verlust von Interesse, Selbstwertminderung, sozialem Rückzug, bei schweren Depressionen auch Sinnlosigkeit, Hoffnungslosigkeit und Antriebsstörungen äußern. Unterscheidungskriterien gegenüber einer Trauerreaktion gibt *Tabelle 8* (Kap. 3.10).

• Anhaltendes *Grübeln* über Ursachen und Vermeidbarkeit bis hin zu quälenden *Schuldgefühlen* sind ein weiteres Indiz.

• *Suizidimpulse* können auch durch Phantasien motiviert sein, wieder mit dem verstorbenen Kind vereinigt zu werden (*"Wunsch, im gleichen Grab beigesetzt zu werden"*).

• *Verlustängste* können sich auf den Partner, vorhandene Kinder oder eine neuerliche Schwangerschaft beziehen. Zu beobachten sind auch eigene Todesängste und diffuse, panische Ängste.

• Vermehrte *Gereiztheit* bis hin zu Wutausbrüchen begleitet häufig depressive Reaktionen und kann zur Abwehr von Trauer dienen.

• In diesem Zusammenhang kann es zu einer *Zunahme* von zwischenmenschlichen *Konflikten* kommen, mit dem Partner, dem behandelnden Arzt, vorübergehend auch zu Schwierigkeiten bei der Versorgung vorhandener Kinder.

• Die *Vermeidung* oder Verleugnung des Verlustes kann erhebliche persönliche und soziale Einschränkungen nach sich ziehen: *"Ich kann nicht wieder arbeiten, solange meine schwangere Kollegin noch im Büro ist"*. Rastlose, "leere" Überaktivität kann gleichfalls der Abwehr von Trauer dienen.

• Häufig äußert sich ungelöste Trauer in Form von *psychovegetativen* Beschwerden (z.B. Kopf-, Nacken-, Brustschmerzen, Schlafstörungen, unklare Schmerzen im Genitalbereich, Eßstörungen, vgl. Kap. 2.2). Gerade wenn der Wunsch besteht, den erlittenen Verlust durch eine erneute Schwangerschaft zu ersetzen, können die genannten Symptome zyklusabhängig, jeweils mit Einsetzen der Menstruation, eintreten und Schwangerschaftsbeschwerden ähneln.

• Da sexueller Kontakt in schmerzlicher Weise an den erlittenen Verlust, einen unerfüllten oder konflikthaften Kinderwunsch erinnert, kommt es häufig zu *sexuellen* Störungen bis hin zu völligem sexuellen *Vermeidungsverhalten.*

• *Medikamenten-* und *Suchtmittelmißbrauch* ist ein häufiger Versuch, die beschriebenen psychovegetativen Symptome zu behandeln (z.B. Schlafmittel).

Wann ist gehäuft mit Komplikationen der Verlustverarbeitung zu rechnen? *Tabelle 14* faßt eigene Ergebnisse und gesicherte Befunde aus der Literatur zu *Risikomerkmalen* zusammen (vgl. Kap. 3.2 und 5.2). Vermutlich ist nicht das Vorliegen eines einzelnen Risikofaktors, sondern deren *Kombination* ausschlaggebend für Bewältigungsprobleme.

• *Soziale* Risikofaktoren sind bspw. der Status als alleinstehende Mutter, geringer Sozialstatus oder Bildungsstand.

• Eine *zwiespältige* Einstellung zur Schwangerschaft kann sich im Wunsch nach Abbruch oder Risikoverhalten wie Alkohol-, Nikotin- oder Medikamentenkonsum äußern. Dies kann später zur schuldhaften Verarbeitung des Verlustes beitragen.

• Körperliche und seelische *Belastungen* in der Schwangerschaft und im vorangegangenen Jahr können den Verlust komplizieren; körperliche Schäden durch die Schwangerschaft die Enttäuschung über den Verlust steigern.

• *Frühere Fehlgeburten* können erschwerend sein, zumal wenn alte Verwundung und ungelöste Trauer wieder aufgerissen werden.

Tab. 14: Risikomerkmale für komplizierte Trauer nach Fehl- und Totgeburt

- Alleinstehende/adoleszente Mutter
- Geringe Schulbildung/Sozialstatus
- Zwiespältigkeit bzgl. Schwangerschaft (Abbruchswunsch, Risikoverhalten)
- Hohe Belastung in Schwangerschaft/im vorangegangenem Jahr
- Frühere Fehl- und Totgeburten
- Keine eigenen Kinder
- Fertilitätsprobleme
- Andere ungelöste Verluste (eigene Kindheit, Fehl-, Totgeburt der Mutter)
- Psychische Vorbelastung (frühere Depressionen, Ängste)
- Belastende Begleitumstände des Verlustes (kein Kontakt mit Kind oder Beisetzung)
- Mangelndes Verständnis/Gesprächsmöglichkeit mit Partner
- Unzufriedenheit mit beruflicher Situation

• Vor allem, wenn noch *keine eigenen Kinder* vorhanden sind, können Zweifel an der Fähigkeit entstehen, überhaupt ein Kind zu bekommen.

• Dies gilt auch, wenn *Fertilitätsprobleme* oder fortgeschrittenes Lebensalter eine neuerliche Schwangerschaft unwahrscheinlich erscheinen lassen.

• Auch lange zurückliegende, *ungelöste Verluste* (früher Tod von Eltern, Fehl- oder Totgeburt der eigenen Mutter) können die Verarbeitung erschweren (Kap. 9.3.4).

• Dies gilt auch für seelische *Vorbelastungen*, etwa die Neigung, in Trennungs- und Verlustsituationen mit Angst und Depression zu reagieren.

• Besonderes Augenmerk sollte belastenden *Begleitumständen* geschenkt werden, da diese meist vermeidbar sind, etwa wenn Betroffene keine Möglichkeit bekommen, das verstorbene Kind zu sehen oder beizusetzen. In der *Akutsituation* erfolgt die Weichenstellung für die künftige Verarbeitung des Verlustes: "Die Wahrnehmung der Frau über die Ereignisse in den Minuten oder Stunden unmittelbar, nachdem sie vom möglichen Tod ihres Kindes erfahren hat, sind von größter Bedeutung, denn diese Erinnerungen bilden den Kern des Trauerprozesses" (Condon, 1987, S. 323, Übers. d. Verf.). Schließlich werden die Eltern in den folgenden Wochen und Monaten jedes Detail der Geburt, des Todes ihres Kindes und der gemeinsamen Zeit mit ihm durchgehen.

• *Mangelnde soziale Unterstützung*, vor allem von Seiten des Partners, ist ein wesentlicher Faktor für Entstehung und Aurechterhaltung depressiver Verstimmungen.

• Bei *Unzufriedenheit* mit der beruflichen Situation (z.B. Berufsaufgabe wegen Kinderwunsch) fehlen Möglichkeiten alternativer Selbstwertbestätigung und Ablenkung.

Die dargestellten Ergebnisse zur Bewältigung von Fehl- und Totgeburt und die Kenntnis der Risikofaktoren haben eine Reihe von Konsequenzen für die *ärztliche Betreuung*. Entsprechende, hilfreiche Empfehlungen finden sich bei: Arbeitsgruppe "Der frühe Tod von Kindern" (1994), Beutel und Deckardt (1995), Condon (1987), Leon (1990), Lothrop (1992), Wehkamp und Langnickel (1987).

Leitlinien für die ärztliche Betreuung bei Fehl- und Totgeburt gibt *Tabelle 15*.

Tab. 15: Leitlinien für die ärztliche Betreuung bei Fehl- und Totgeburt
(mod. n. Condon, 1987)

- Umgehend, vollständig und genau informieren
- Persönliche Bedeutung des Verlustes anerkennen
- Emotionale Unterstützung gegenüber Beruhigungsmitteln vorziehen
- Kontakt mit dem Kind ermöglichen
- Über Möglichkeiten der Beisetzung beraten
- Über normale Trauerreaktionen informieren
- Umgang mit Schuld und Ärger klären
- Partner mit seiner Trauer einbeziehen
- Reaktionen von Geschwisterkindern beachten
- Nachgespräch ermöglichen
- Seelische Hilfestellung vermitteln (Selbsthilfegruppe, Psychotherapie)
- Bzgl. neuer Schwangerschaft beraten

• Zu beachten ist, daß die Schwangerschaft eine vulnerable und emotional labile Entwicklungsphase ist und Frauen im allgemeinen hoch sensibel reagieren, wenn etwas "nicht stimmt". Umgehende und gründliche *Information* - entsprechend den Bedürfnissen der Betroffenen - ist das beste Gegenmittel gegen Angst; in dem emotional aufgewühlten Schockzustand muß diese sorgfältig und u.U. wiederholt gegeben werden. Hilfreiche Wirkungen von Information, Entscheidungs- und Gesprächsmöglichkeiten werden ärztlicherseits in der Akutsituation unterschätzt, die Betroffene äußerst hilflos und ohnmächtig erleben. Wehkamp und Langnickel (1987) empfehlen daher, vorab den Verlauf der Geburt (Schmerzmittelgabe, Umgang mit dem Kind) mit der Patientin zu besprechen, die zu keinem Zeitpunkt alleine sein sollte. Unbedachte ärztliche Äußerungen können als bestimmend in einer künftigen Schwangerschaft erlebt werden:

"Ich hatte wahnsinnige Angst, als ich in der nachfolgenden Schwangerschaft in der 8. Woche Schmierblutungen bekam. Schließlich hatte man mir nach meinem Abort (13. Woche) eingebläut, wenn es blutet, stimmt was nicht. Seien Sie froh, daß Sie ihr Kind verloren haben, das sagten alle nach dem Abort zu mir."

• Wichtig ist, die *persönliche Bedeutung* des Verlustes zu verstehen und *anzuerkennen* und auch heftige emotionale Reaktionen zuzulassen. Dies ist vor allem bei der Fehlgeburt in der Frühschwangerschaft nicht selbstverständlich. Zu beachten ist, daß es sich für viele Frauen bereits um die unwiederbringliche Beendigung einer persönlichen Beziehung mit einem Individuum handelt (ein Kind, nicht ein "Schwangerschaftsprodukt"). Empfehlenswert ist, sich am Sprachgebrauch der Betroffenen zu orientieren; von einem "Abgang" oder "Windei" zu sprechen kann kränkend sein. Auch wenn dies tröstlich gemeint ist, wird das Herunterspielen der Bedeutung des Verlustes (*"Machen Sie sich nicht soviel draus, Sie können doch wieder schwanger werden"*) von den Patientinnen als Ausdruck von Unverständnis ihres Kummers empfunden. Anhaltspunkte für die Bindungsbereitschaft geben im individuellen Fall praktische Vorbereitungen auf die Geburt, konkrete Vorstellungen vom Kind und Träume.

• Wie neuere Studien (Kennell et al., 1991; Kap. 1.4) zeigen, vermindert die beständige Anwesenheit und Unterstützung durch eine verständnisvolle Person Dauer und Komplikationshäufigkeit der Entbindung. Bei der Totgeburt und vor allem beim Abbruch einer Schwangerschaft wegen kindlicher Fehlbildung ist die Anwesenheit des Partners bei weitem nicht so selbstverständlich wie bei der Entbindung eines lebendigen Kindes. *Emotionale Unterstützung*, auch durch physischen Kontakt mit Hebamme oder Krankenschwester, ist der Sedierung vorzuziehen. Die Gabe von Beruhigungsmitteln birgt die Gefahren der Blockierung des Trauerprozesses und langfristig auch der Gewöhnung.

• In den neueren Empfehlungen zum Umgang mit Eltern bei einer *Totgeburt* drückt sich ein dramatischer Wandel gegenüber früheren Vorstellungen aus. Übereinstimmend wird empfohlen, Betroffene zum *Kontakt* mit dem verstorbenen *Kind* zu ermutigen, es zu sehen, berühren und halten und *bleibende Erinnerungen* zu bewahren (Foto, Fußabdruck, Haarlocke). Dies erfordert, Ängste vor dem Anblick des toten Kindes abzubauen und erleichtert die Trauer, indem Schwangerschaft und Tod realer und greifbarer werden. Auch wenn Betroffene ihr verstorbenes Kind nicht sehen möchten, ist es wichtig, Fotos mit Sorgfalt und Würde anzufertigen und aufzubewahren. Einige Betroffene holen erst mit jahrelanger Verzögerung ihren Trauerprozeß nach und empfinden es dann sehr belastend, wenn ihr Kind "spurlos" verschwunden ist. Haben Eltern Gelegenheit, ihre Liebe für das Kind auszudrücken, kann durch Identifikation mit geschätzten Aspekten ihres Kindes (als *"zart, hübsch"*), das verminderte Selbstwertgefühl wieder hergestellt werden.

Prinzipiell gelten diese Überlegungen auch nach dem sog. Spätabort (jenseits der 14. SSW) und wenn eine kindliche Fehlbildung oder Erkrankung festgestellt wird. Präventiv ist es wichtig, Zeit zu gewähren, damit die betroffenen Eltern ihren eigenen und individuellen Weg zur Entscheidung finden, die sie auch später innerlich und nach außen vertreten können (Hahlweg, 1994). Wenn ein *Schwangerschaftsabbruch* durchgeführt wird, kann es ebenso wichtig sein, das tote Kind zu sehen, sich von ihm zu verabschieden, und monströse Phantasien und Erwartungen an der Realität prüfen zu können (Kap. 6, *Frau E.*; Ringler, 1994). Erst die Bindung an das Baby läßt den Abschied zu und ermöglicht, künftige Bindungen einzugehen.

• Wichtige weitere Schritte sind die Schaffung einer konkreten Identität des verstorbenen Kindes durch Namensgebung und *Beerdigung*. Beisetzungsriten sind wichtige Gelegenheiten, Abschied vom verlorenen Kind zu nehmen und ein Gedenken zu bewahren. Nach unserer Erfahrung bestehen jedoch große Kenntnisdefizite bzgl. der Möglichkeiten der Beisetzung bei Krankenhauspersonal und Betroffenen. Verhindert Unkenntnis, daß Eltern ihr Kind beisetzen lassen, kann es zu anhaltendem und quälendem Grübeln über den Verbleib des Kindes und Schuldgefühlen kommen (Kap. 5.4):

> *"... Du wiegst keine 1000 Gramm, die Umwelt negiert Dich, keiner, der sagt, Du hast ein Recht auf Würde, es hat Dich gegeben. Keine Beerdigung, wir haben es nicht besser gewußt. Später bleibt uns nichts, was wir von Dir in die Hand nehmen und begreifen können. Es kommen nur zu oft die fürchterlichen Träume von zerstückelten Kinderleichen ..." (Arbeitsgruppe "Der frühe Tod von Kindern", 1994, S. 8).*

In unserer Arbeitsgruppe wurden daher Informationsbögen erstellt, die die rechtlichen Regelungen der Beisetzung in verständlicher Weise erläutern, und an betroffene Frauen in der Klinik verteilt (*Patienteninformationsbogen* im Anhang, Kuse-Isingschulte et al., im Druck). Diese erleichtern darüber hinaus häufig den Einstieg in das Gespräch über die seelische Verarbeitung der Totgeburt.

• Wichtig ist die *Beratung* über den "normalen" Verlauf von Trauer, gerade wenn dies im sozialen Umfeld nicht hinreichend anerkannt wird. Hilfreich kann die Versicherung sein, daß die intensive Trauer über den Verlust keine seelische Störung, sondern die Zuneigung für das verlorene Kind ausdrückt. Halluzinatorisch anmutende Erfahrungen wie fortgesetztes Empfinden von Kindsbewegungen, oder das Hören des Weinen des verstorbenen Kindes können eine anhaltende Bindung ausdrücken.

• Aktiv anzusprechen ist die Frage, ob die Patientin ein *Eigen-* oder *Fremdverschulden* vermutet, oder ob sie glaubt, durch geändertes eigenes oder fremdes Verhalten wäre der Verlust zu verhindern gewesen. Zu beachten sind Hinweise auf Ärger, Bitterkeit und Groll. *Ärger* ist eine allgemeine menschliche Tendenz, sich gegen unerwartete, schmerzhafte Trennungen aufzulehnen; Enttäuschung, Ärger und das Gefühl, betrogen worden zu sein, können umso größer werden, je schwieriger die Schwangerschaft und schmerzhafter die Geburt war. Ärger richtet sich zunächst oft gegen das behandelnde Personal und sollte möglichst nicht als persönlicher Angriff gewertet werden; nahezu undenkbar erscheint für Betroffene, direkt auf das Baby ärgerlich zu sein, das sie verließ. Wie amerikanische Erfahrungen zeigen, kommt es gerade dann zu Kunstfehlerprozessen, wenn die offene Aussprache zwischen betroffenen Eltern und behandelnden Ärzten nicht zustande kommt.

• Der *Partner* ist in der Regel die Hauptquelle der Unterstützung bei der Verlustverarbeitung durch die Patientin, und er muß zudem mit dem eigenen Verlust fertigwerden. Es besteht die Gefahr, daß aufgrund unterschiedlicher Verarbeitungsmuster der Partner und mangelndem Verständnis für die jeweils andere Seite eine Kluft zwischen ihnen entsteht. Präventiv ist die *Einbeziehung* des Partners, wie in der Schwangerenvorsorge, auch für die Behandlung von Schwangerschaftsverlusten zu fordern (bei der Entbindung, beim ärztlichen Gespräch in Klinik und Nachsorge). Nicht selten ergibt sich aus den großen Informationswünschen beider Partner eine Gesprächs- und Verständigungsmöglichkeit über Gemeinsamkeiten und Unterschiede bei der Verarbeitung des Verlustes. Bei anhaltenden Reaktionen sollten Ärzte den Partner einbeziehen, um Depressionen, Gereiztheit und Angst zu lösen.

• Wenn Eltern *weitere Kinder* haben, sollten sie ermutigt werden, den Verlust auch mit ihnen zu besprechen.

• Zu empfehlen ist ein ärztliches *Nachgespräch* (z.B. anläßlich der Eröffnung von Autopsiebefunden) in der Klinik, das in der bereits 1979 erschienen Studie von Clyman et al. von 76% der Betroffenen genutzt wurde. Vereinbarte Nachsorgetermine sollten neben der klinisch-gynäkologischen Untersuchung genutzt werden, um sich über den Verlauf der Verlustverarbeitung zu informieren, die Patientin zu beraten (Deckardt et al., 1994).

• Informationen über *Selbsthilfegruppen* sollten verfügbar gemacht werden (Kap. 8.5, s. Anhang). Bei Vorliegen der beschriebenen Komplikationen ist die Vermittlung in *psychotherapeutische Behandlung* (Kap. 9) zu erwägen.

• Die Beratung bei der Planung einer *neuen Schwangerschaft* sollte den Stand der individuellen Verlustverarbeitung berücksichtigen. Vor allem, wenn die Schwangerschaft weit fortgeschritten war, kann eine neuerliche Schwangerschaft die Verarbeitung des Verlustes erleichtern, nicht jedoch das verlorene Kind "ersetzen". Bei erheblichen inneren Konflikten (wenn eine baldige neue Schwangerschaft als "Verrat" am verlorenen Kind empfunden wird) kann eine vorübergehende Kontrazeption entlastend sein. Bei den häufig auftretenden *Ängsten* vor Verlust der nachfolgenden Schwangerschaft erweist sich als hilfreich, mit beiden Partnern zusammen sorgfältig zwischen der gegenwärtigen und der früheren Schwangerschaft zu differenzieren (*Frau L.*). Intensive ärztliche Zuwendung und Überwachung kann über den kritischen Zeitpunkt der früheren Fehl- oder Totgeburt hinweghelfen (Stray-Pedersen & Stray-Pedersen, 1988; Kap. 3.2.1).

Auch wenn der behandelnde Arzt der Hauptansprechpartner bleibt, sollte angesichts der häufigen Komplikationen der Verlustverarbeitung eine psychologische Betreuung in einer geburtshilflichen Abteilung integriert sein. Erste kontrollierte Studien zum Einfluß gezielter psychologischer Beratung und Information zeigen, daß diese auch langfristig die Bewältigung erleichtern (Leon, 1990). Gynäkologisch-psychosomatische Teams nach amerikanischem Vorbild, die der besonderen Belastung der Behandler durch Verluste in der Schwangerschaft oder bei der Geburt Rechnung tragen, sind in Deutschland noch kaum etabliert. Letztlich kommt es in der Betreuung der betroffenen Mütter und Väter darauf an, ihnen zu helfen, ihren *eigenen* Weg bei der Bewältigung des tragischen Verlustes ihres Kindes zu finden.

8.3 Gegenseitige Hilfen in Partnerschaft und Familie

Der Partner ist - vielleicht neben weiteren Kindern - die wichtigste Hilfsquelle. Für beide Partner stellen sich die vier *Traueraufgaben* (Worden, 1987, S. 19ff.),

- den Verlust als Realität anzuerkennen,
- den Trauerschmerz zu erfahren,
- sich an eine Umwelt anzupassen, in der das herbeigesehnte Kind fehlt,

- eine stabile Erinnerung zu bilden und emotionale Energie auf andere Beziehungen zu richten.

Die Fehl- oder Totgeburt ist für viele Paare eine *Bewährungsprobe*, die erste nahe Konfrontation mit Sterben und Tod, die sie zudem oft mit wenig Rückhalt in Familie und Freundeskreis meistern müssen. Tiefer Schmerz und Kummer kann eine tiefe Verbindung schaffen, Paare aber auch entzweien. Gelingt die Verständigung über den Umgang mit dem Verlust nicht, erscheint dies umso schmerzlicher und enttäuschender. Mit dem Tod des Kindes wird ein Stück gemeinsamer Zukunft ausgelöscht. Bei der Mehrzahl der Paare zeigen die Frauen ihre Traurigkeit offener (Kap. 4.3), weinen mehr, trauern anhaltender und wünschen häufiger darüber zu sprechen. Männer nehmen häufig eine "Beschützerrolle" ein, in der sie "stark" bleiben, und suchen häufiger Ablenkung in der Arbeit. Im günstigen Fall, wenn die Verständigung möglich ist, ergänzen sich die unterschiedlichen Verarbeitungsformen. Nicht selten tritt jedoch der beschriebene *Teufelskreis* aus Gesprächswunsch, Vermeidung, Enttäuschung und Rückzug ein. Dies kann auch dann eintreten, wenn anfangs die gemeinsame Trauer die Partner zusammenbringt, die Männer diese jedoch früher abschließen. Unter dem Druck eigener, unerträglicher Schuldgefühle können auch Schuldsuche und Vorwürfe an den Partner entstehen. Mit der Vermeidung von Gefühlsaustausch werden Zärtlichkeit und Intimität gemieden, die wichtig wären, um die Bindung zu vertiefen.

Gründe für den geschlechtsspezifisch unterschiedlichen Umgang mit Gefühlen sind vielfältig: Männer haben häufig (aber nicht immer!) noch keine gleich starke Bindungsbereitschaft zum Kind entwickelt wie ihre Frauen. Sie finden weniger Echo für ihre Traurigkeit als Frauen, die häufiger über Vertrauenspersonen verfügen; vor allem am Arbeitsplatz wird erwartet, daß sie rasch wieder ihre Aufgaben erfüllen. Entsprechend der traditonellen Rollenverteilung kommt Frauen in vielen Partnerschaften die Rolle zu, für das emotionale Gleichgewicht zu sorgen, während Männer eher außen-, und aufgabenorientiert sind. Viele Männer setzen aufgrund ihrer Erziehung und Entwicklung Trauer, Ohnmacht und Schwäche gleich.

Grundlegend für den gemeinsamen Umgang mit dem Verlust ist die *offene Verständigung*, auch über unangenehme, peinlich oder übertrieben erscheinende Gefühle. Dies erfordert, sich gemeinsam ausreichend Zeit zu nehmen und sorgsam mit der Beziehung umzugehen. Dies kann bedeuten, bei beruflichen oder familiären Verpflichtungen den gemeinsamen Traueraufgaben Vorrang zu geben (z.B. an Gedenktagen gemeinsam Urlaub zu nehmen). Es kann auch erfordern, sich gemeinsam Zeit zum regelmäßigen "Zwiegespräch" einzurichten. Anregungen hierzu gibt Moeller (1988).

Besonders schwer kann es fallen, zu akzeptieren, wenn der Partner anders mit dem Verlust umgeht: Auch wenn Partner ihre Gefühle nicht offen zeigen, bedeutet es nicht, daß sie der Verlust des gemeinsamen Kindes nicht berührt oder sie sich nicht um die Partnerin sorgen. Umgekehrt kann es erforderlich sein, die *Begrenztheit* gegenseitiger Hilfsmöglichkeiten zu akzeptieren und sich ggf. hilfreiche Personen außerhalb der Partnerschaft, bei Freunden oder in der Selbsthilfegruppe zu suchen.

Unabhängig vom Lebensalter spüren *Kinder* die Traurigkeit oder erhöhte emotionale Verletzlichkeit ihrer Eltern (Best & van deVere, 1987). Dennoch meinen viele Eltern, überwältigt durch eigene Trauer, weitere Kinder vor dem Ausmaß der Katastrophe schützen zu müssen. Um den beschriebenen Beziehungsstörungen (Überängstlichkeit, unbegründete Reizbarkeit und Groll) und möglichen Entwicklungsproblemen vorzubeugen, ist es wichtig, sie soweit möglich bei der Verarbeitung des Verlustes einzubeziehen. Dabei sind betroffene Eltern häufig sehr unsicher über die Verarbeitungsfähigkeit ihrer Kinder und kindgerechte Erklärungsmöglichkeiten.

Entwicklungspsychologisch sind Kinder vom 2. bis 3. Lebensjahr an in der Lage, zunehmend Trauer zu empfinden. Ein totes Insekt oder kleines Tier, das sich nicht mehr bewegen kann, kann als Modell dienen. Häufige Nachfragen, ob das Baby wirklich tot ist oder Spiele ("tot umfallen und wieder aufstehen"), können darauf hindeuten, daß der Tod noch lange als umkehrbar angesehen wird. Erst ab 8 bis 10 Jahren können Kinder Tod als permanent und universell (d.h. jede Person, auch sich selbst betreffend) ansehen. Genaue und wiederholte Erklärungen sind besonders wichtig, solange Kinder nicht genau zwischen Phantasie und Realität unterscheiden. Sie mögen den Tod des Geschwisters als Folge der eigenen "bösen" Gedanken gegenüber dem Rivalen ansehen oder aufgrund der eigenen Verwundbarkeit Todesängste entwickeln.

Für Eltern kann es sehr irritierend sein, daß Kinder anders ihre Trauer zeigen als Erwachsene: Phasen der Trauer können rasch mit scheinbarem Wohlbefinden und mangelnder Betroffenheit (aufgrund von Verleugnung des Verlustes), unvermuteten aggressiven Ausbrüchen, Langeweile oder auch Überaktivität wechseln. Das offene Gespräch über den Verlust hilft Kindern, ihren Wirklichkeitssinn zu entwickeln. Hilfreich ist die Unterscheidung zwischen dem Verfall des Leibes und dem Überdauern von Erinnerung und Zuneigung zum verlorenen Kind. Konkrete Hilfen für Eltern gibt Brocher (1985). Gelingt es, eigenen Kindern bei der Überwindung des Verlustes zu helfen, stärkt dies das eigene, elterliche Selbstwertgefühl.

8.4 Hilfen im Verwandten- und Freundeskreis

Nach dem Tod eines Partners gibt es Erinnerungen, die gemeinsam mit Verwandten und Freunden wachgerufen und betrauert werden können. Bei Fehl- und Totgeburt gibt es keine Person, die andere kennen und häufig auch niemand, mit dem Betroffene sprechen können (Lewis & Page, 1978). Vielfach weiß der *Freundeskreis* nicht einmal von der Schwangerschaft. Bereits nach wenigen Wochen wird häufig erwartet, daß die Betroffenen über den Verlust hinweggekommen sind. Vor allem nach einem Schwangerschaftsabbruch wegen kindlicher Fehlbildung vermeiden Eltern aus Scham, Versagens- oder Schuldgefühlen, andere Personen von sich aus anzusprechen. Die beschriebene Vermeidung und Tabuisierung des Verlustes scheint diese Gefühle geradezu zu bestätigen.

Erschwerend für die Verständigung ist, daß befreundete Frauen oder Paare sich häufig in einer ähnlichen familiären Entwicklungsphase befinden, mit einer eigenen Schwangerschaft oder Baby beschäftigt sind und fürchten, sich mit der Bedrohung durch Kindstod auseinanderzusetzen. Stolz auf ihr Baby, fällt es ihnen oft sehr schwer zu akzeptieren, wenn Betroffene den Kontakt mit Schwangeren oder Babys meiden, da die Erinnerung an den eigenen Verlust zu schmerzhaft ist. Betroffene fürchten, mit ihrem Neid oder Groll auf Paare konfrontiert zu werden, bei denen "alles glatt" lief. Dies erfordert viel Offenheit beidseits, Aussprache und Geduld. Nicht selten erweist sich der Verlust als Probe für die Tragfähigkeit von Freundschaftsbeziehungen.

Vor allem die erste Schwangerschaft ist ein Ablösungsschritt von den Eltern; das Scheitern kann Enttäuschung, ungelöste Konflikte und Unverständnis wachrufen.

Übersehen wird oft, daß auch die *Großeltern* vom Verlust des erwarteten Enkels betroffen sind (Borg & Lasker, 1987). Einige Studienteilnehmerinnen äußern die Angst, ihre Eltern und Schwiegereltern zu enttäuschen. Sie hätten sich so auf ihr erstes Enkelkind gefreut und sich bereits vorgestellt, den Kinderwagen zu schieben. Eine Patientin, deren Mutter mehrere Fehlgeburten gehabt hatte, sagte: *"Meine Mutter hat für mich geweint"*. Einzelne Frauen geben an, sie seien zu *diesem* Zeitpunkt schwanger geworden, um ihrem schwer erkrankten Vater oder Schwiegervater einen Enkel *"zu schenken"*; nunmehr kommt es innerhalb kurzer Zeit zum doppelten Verlust, dem Tod des Vaters und des eigenen Kindes.

8.5 Selbsthilfegruppen

Die Zugehörigkeit zu gleichfalls Betroffenen hilft gegen Gefühle der Isolation und Stigmatisierung. Für *Frau E.* (Kap. 6) war es eine überwältigende Erfahrung, als sie eine Mitbetroffene kennenlernte, die ebenfalls einen Schwangerschaftsabbruch wegen der gleichen schweren Fehlbildung hatte. Es entlastete sie von ihren überwältigenden Versagens- und Schuldgefühlen. Für "Frischbetroffene" kann es sehr hilfreich sein festzustellen, daß andere nach längerer Zeit besser mit einem ähnlichen Verlust fertigwerden. Umgekehrt stärkt die aktive Hilfe für andere das eigene Selbstbewußtsein und Selbstwertgefühl. Nicht zu unterschätzen ist die Bedeutung der Aufklärungsarbeit der Selbsthilfegruppen, für betroffene Eltern, in der medizinischen Versorgung und in der Öffentlichkeit.

Systematische Studien zur Wirkung von Selbsthilfegruppen stehen noch aus. In der Untersuchung von Videka-Sherman und Lieberman (1985) berichteten Teilnehmer an Selbsthilfegruppen, die ihr Kind verloren hatten, eine selbstbewußtere und zuversichtlichere Einstellung zum Trauern, vermehrtes Verständnis für Reaktionen des Partners und veränderte persönliche Wertvorstellungen. Nicht-materielle Werte wie persönliche Beziehungen und Entdeckung eigener Stärke gewannen an Bedeutung. Im *Anhang* werden Kontaktadressen von Selbsthilfegruppen genannt. Diese vermitteln ein breites Spektrum von Hilfen, von regionalen Informations- und Gesprächsangeboten für Betroffene bis hin zu überregionalen Seminaren und Fortbildungsveranstaltungen für professionelle Helfer.

8.6 Schlußfolgerungen

Nach wie vor besteht ein hoher Aufklärungsbedarf über Bewältigung und Folgen des Verlustes eines Kindes in der Schwangerschaft, bei oder nach der Geburt, bei betroffenen Müttern und Vätern, Verwandten, Freunden und den behandelnden Ärzten. Dabei kommt es darauf an, Betroffenen zu helfen, ihren eigenen Weg zu finden bei der Trauer über diesen tragischen Verlust und weder in Vermeidung, Verleugnung, noch in Bevormundung zu verfallen. Condon (1987) war aufgrund seiner klinischen Erfahrung beeindruckt, "... wie selten eine Frau, wenn man ihren eigenen Weg zuläßt, mit ihrer Trauer in fehlangepaßter Weise umgeht, und wie oft ihre gesunden und intuitiven Reaktionen durch die fehlangepaßten Reaktionen ihres sozialen Umfeldes umgestoßen werden" (S. 325, Übers. d. Verf.).

9 Psychotherapie nach Verlust einer Schwangerschaft oder eines Babys

Nach einer kurzen Literaturübersicht wird die eigene klinische Stichprobe von Patientinnen und Paaren beschrieben, die nach ihrer Fehl- oder Totgeburt psychotherapeutisch behandelt wurden. Anlässe für Psychotherapie, Risikomerkmale für Verarbeitungsprobleme und Vorgehensweisen der Einzel- und Paartherapie werden anhand von Fallbeispielen diskutiert.

9.1 Vorliegende Behandlungsberichte

Es liegen wenige publizierte psychotherapeutische Berichte zur Behandlung von Frauen nach einer Totgeburt oder dem Tod eines Babys vor; dies gilt besonders für die Fehlgeburt in der Frühschwangerschaft, sowie die Einbeziehung des Partners in Paarberatung und -therapie.

Frühere Arbeiten beschränkten sich auf die Bedeutung psychologischer Faktoren für die *Entstehung* (Genese) von Fehlgeburten. Helene Deutsch schrieb 1945, daß sich der spontane Abort vom künstlich herbeigeführten dadurch unterscheide, "daß ... das Instrument der Abtreibung in der Psyche ist, und ... die Schwangere, die zu der Hilfe dieses Instruments greift, nicht aus bewußtem Willen oder in Übereinstimmung mit bewußten Wünschen handelt" (S. 188, Übers. d. Verf.). Die unbewußte Ablehnung des Kindes stehe oft im Gegensatz zum bewußten Wunsch.

In dieser Tradition wurden psychische Auffälligkeiten und Konflikte von Patientinnen mit habituellem Abort in den 50er Jahren untersucht. Im Vergleich zu Schwangeren werden diese Frauen als unreif, abhängig, verschlossen, aggressionsgehemmt und überangepaßt beschrieben. Daher komme es unter Belastung zu erhöhten inneren Spannungen, die sich in Form psychosomatischer Reaktionen ausdrücken. Zugrunde liege eine unsichere und konflikthafte weibliche Identität aufgrund der Abhängigkeit von einer dominanten, oft auch überbehütenden Mutter. Aufgrund von frühem Tod, Abwesenheit oder Unzugänglichkeit fehle ein Vater, der die schwierige Mutter - Tochter - Beziehung beeinflussen konnte (Grimm, 1962; Hertz, 1973; Javert, 1958; Mann, 1959). Pines vermutet (1990), daß der Spontanabort eine "psychosomatische Lösung für einen psychischen Konflikt" (S. 320) bei Frauen darstellen kann, indem der Fetus als "ein Aspekt des schlechten Selbst oder des schlechten inneren Objekts ... ausgestoßen werden muß" (S. 313). Ältere Studien (z.B. Mann, 1959), denen zufolge die Erfolgsrate einer erneuten Schwangerschaft nach einer psychologischen Beratung oder Behandlung stark ansteigt, sind überprüfungsbedürftig, da man als Vergleichsstandard von der inzwischen revidierten Wiederholungswahrscheinlichkeit von 80 bis 90% bei habituellen Aborten ausging. Auf diesen Arbeiten beruht der vielversprechende psychosomatische Betreuungsansatz von Stray-Pedersen und Stray-Pedersen (1988) bei Frauen mit habituellen Aborten (Kap. 3.1).

Vorliegende Befunde zur Entstehung von Spontanborten (Kap. 3.1) sprechen gegen eine vereinfachte und einseitige Vorstellung seelischer Verursachung. Plausibler erscheint, psychische Faktoren als eine mögliche Einflußgröße in einem mehrfaktoriellen Ansatz zu berücksichtigen, was bislang erst ansatzweise für die Entwicklung von vorzeitigen Wehen geleistet wurde (Teichmann & Breull, 1989; Kap. 1.4).

Da die durchgeführten Studien (z.B. Läpple, 1989) durchweg retrospektiver Natur sind, können psychische Auffälligkeiten ebensogut *Folge* der durchgemachten Fehlgeburten sein. Psychische Folgen und mögliche Hilfestellungen bei der Verarbeitung eines Spontanaborts haben in psychotherapeutischen Arbeiten wenig Interesse gefunden. Kaum aufgegriffen wurde die Arbeit von Cain und Mitarbeitern, die bereits 1964 gravierende psychische Auswirkungen auf vorhandene Kinder nachwiesen, vor allem, wenn die Eltern vermeiden, ihnen den Abort zu erklären oder versuchen, eigene Trauer zu verbergen. Corney und Horton (1974) beschreiben die erfolgreiche psychodynamische Kurztherapie einer Patientin, deren Trauer durch Feindseligkeit blockiert war. Pines (1990) zufolge ist in Psychoanalysen noch Jahre nach wiederholten Aborten neben ungelöster Trauer und Gram "... lange bestehende Depression, geringe Selbstachtung und Haß auf ihren weiblichen Körper, der keine lebendigen Kinder austrägt wie der der eigenen Mutter" festzustellen (S. 311).

Auch Leon (1990) beobachtet in Behandlungsberichten eine narzißtische Verwundung durch eine Fehl- oder Totgeburt. Er beschreibt u.a. verzögerte, ungelöste Trauerreaktionen, Verschlechterung der Beziehungen zu Partner und vorhandenen Kindern und Therapieabbrüche (v.a. bei ambivalenter Einstellung zur Schwangerschaft und Vorliegen einer Persönlichkeitsstörung). Leon empfiehlt eine zeitlich begrenzte, aufdeckende Psychotherapie; bei kurz zurückliegenden und traumatischen Verlusten eher eine stützende (supportive) Therapie. Ebenso wie Pines (1990) berichtet er positive Erfahrungen mit einer supportiven Psychotherapie bei Ängsten in der nachfolgenden Schwangerschaft (vgl. Stray-Pedersen & Stray-Pedersen, 1988).

In ihrer Pionierarbeit berichten Lewis und Page (1978) von einer Paartherapie nach einer *Totgeburt*:

Beide Partner vermieden die Auseinandersetzung mit der Totgeburt ihres ersten Kindes, eines Sohnes. Kurz darauf wurde die Mutter wieder schwanger und entband unter großen Ängsten eine gesunde Tochter. Als sie 3½ Monate alt war, kam die Mutter mit einer schweren depressiven Verstimmung in die Klinik. Sie kann ihr Baby, das sie vehement ablehnt, nicht mehr versorgen, droht, es zu mißhandeln oder sich zu suizidieren. Mit gezielten Fragen nach dem verstorbenen Baby gelingt es den Autoren, die Trauer und das Gespräch der Partner über diesen Verlust in Gang zu bringen. Die Mutter lernt innerhalb der 6wöchigen Paartherapie, zwischen dem verlorenen Baby, das sie idealisiert hat und dem lebenden Baby zu unterscheiden und letzteres anzunehmen und zu versorgen.

Zwar wird seither immer wieder betont, wie wichtig die Einbeziehung des Partners sei; vorliegende Behandlungsberichte beziehen sich jedoch fast ausschließlich auf die betroffenen Frauen (Leon 1990). An angebotenen Beratungsgesprächen nehmen Partner nur selten teil; die begleitenden Männer werden als angespannt beschrieben, bemüht die Fassung zu wahren und keine Trauer zu zeigen (Forrest et al., 1982). In ihrer jüngst erschienen Therapiestudie (nach Totgeburt oder Schwangerschaftsabbruch aufgrund fetaler Mißbildung) beklagen Lilford et al., daß "die Opposition der Partner oft die ... Beratung der betroffenen Frauen behindert" (1994, S. 295, Übers. d. Verf.).

9.2 Die behandelten Patientinnen und Paare

Es sollen im folgenden Erfahrungen aus Psychotherapien mit Frauen und Paaren berichtet werden, die meist im ersten Jahr nach ihrer Fehl- oder Totgeburt begannen.

Einbezogen werden Behandlungserfahrungen mit 22 Frauen: 14 Frauen erlitten (1-3) Fehlgeburten (in der 7.-14. SSW), vier hatten eine Totgeburt, vier Schwangerschaftsabbrüche wegen kindlicher Fehlbildung. Vier längerdauernde Psychotherapien (1-2 Wochenstunden im Sitzen), 6 Kurzpsychotherapien (durchschnittlich 10 Stunden), 8 Paarberatungen und -therapien wurden durchgeführt, ansonsten Kriseninterventionen (meist 2-5 Stunden). Die meisten Patientinnen nahmen das Angebot einer ambulanten psychotherapeutischen Hilfestellung im Rahmen der durchgeführten Studien in Anspruch.

In der Fehlgeburtstudie nahmen 10 Patientinnen das Angebot einer psychotherapeutischen Hilfestellung in Anspruch. Es handelte sich vor allem um Frauen, die depressiv auf ihren Verlust reagierten. Meist äußerten sie kurz danach bereits den Wunsch nach Einzelgesprächen über die seelische Verarbeitung des Aborts. Unabhängig von der Zahl (im Mittel 3) fanden Patientinnen die Beratungsgespräche hilfreich. Lediglich zwei Frauen, die die Empfehlung einer längerfristigen Psychotherapie ablehnten, empfanden sie als wenig hilfreich. Eine systematische Überprüfung der Wirksamkeit der Beratung war nicht vorgesehen. Daß sich bei den behandelten im Vergleich zu den unbehandelten Frauen Schuldgefühle signifikant besserten, ist daher mit Vorbehalt zu betrachten.

Einige Patientinnen und Paare wurden auch im Rahmen einer psychotherapeutischen, poliklinischen, stationären oder Konsiliartätigkeit gesehen.

9.3 Anlässe der Psychotherapie

Anlässe für psychotherapeutische Konsultationen sind akute Trauerreaktionen, häufiger noch ungelöste Trauer, die sich anläßlich von Gedenk- und Jahrestagen manifestiert, chronische oder verzerrte Formen der Trauer, Ängste in einer folgenden Schwangerschaft und die Auseinandersetzung mit wiederholten Verlusten und unerfülltem Kinderwunsch. Erschwerend für die Bewältigung des erlittenen Verlustes sind frühere, ungelöste Verluste und Zwiespältigkeit gegenüber der Schwangerschaft. Typische klinische Problemsituationen werden anhand eigener, anonymisierter Behandlungsfälle dargestellt (Beutel, 1994). Aus Datenschutzgründen werden lebensgeschichtliche oder soziale Angaben nur sehr begrenzt herangezogen.

9.3.1 Akute Trauerreaktionen

Selbst wenn Signale vorliegen, daß die Schwangerschaft gestört ist (mangelndes Wachstum des Embryos, Blutungen), kommt die Feststellung der Fehlgeburt für die meisten Frauen wie ein Schock. Es fällt ihnen schwer zu glauben, daß ihr Kind nicht lebt. Als größte Belastung nennen sie unmittelbar nach ihrer Fehlgeburt vor allem Gefühle von Enttäuschung, Trauer, Verlassenheit, Ungewißheit, Angst, Ohnmacht und Hilflosigkeit (Kap. 3.5).

Frau F., eine 31jährige Erstgebärende, wagt trotz körperlicher Genesung nicht, nach Hause zu gehen, sondern läuft unruhig und ziellos auf der Station herum, mit dem Drang, ihr Kind zu suchen, das sie dort wenige Tage zuvor in der 14. SSW infolge einer nicht beherrschbaren Infektion verlor. Sie könne sich nicht vorstellen, zu Hause 24 Stunden am Tag die furchtbare Leere in ihrem Bauch auszuhalten. Als sie ihren winzi-

gen Sohn nach der extrem schmerzhaften Entbindung tot gesehen habe, habe sie den Drang verspürt, ihn in einen Schuhkarton zu packen und mitzunehmen. Sie berichtet verstört einen Traum:

"Mein Kind lag vor mir auf dem Tisch. Als ich es zu mir nehmen wollte, kam ein weißbekittelter Mann mit einer schwarzen Greifhand und nahm es mir weg."

Verbunden mit tiefer Trauer, beginnt sie im Gespräch, ihre Schuldgefühle zu untersuchen, daß sie ihr Kind nicht retten konnte und an dessen Stelle hätte sterben sollen. Ihre Angst, ihr Kind ein zweites Mal zu verlassen, indem sie nachhause geht und es der Pathologie überläßt, läßt nach, indem die damit verbundenen Phantasien (der Zerstückelung) geklärt werden und sie beginnen kann, sich von ihrem Kind zu verabschieden.

Frau G., eine 33jährige Pädagogin, leidet seit der Operation (missed abortion in der 12. SSW) unter massiver nächtlicher Unruhe mit Ängsten, Schlaflosigkeit und Alpträumen. Sie ist unruhig, hilflos, angstvoll, weinerlich und findet es beschämend, ihren Kummer vor Mitpatientinnen und medizinischem Personal zu zeigen. Eine ältere Mitpatientin, die viel kränker sei, habe gesagt: "Seien Sie froh, daß das Klump draußen ist".

Sie sei ungewollt schwanger geworden, habe sich dann aber sehr darüber gefreut, trotz großer Sorge wegen der Einnahme von Schmerzmitteln. Selbst als die Ultraschallkontrolle lediglich einen leeren Embryonalsack zeigte, habe sie geglaubt, das Kind "macht es wie ich und versteckt sich". Ähnliche Unruhe- und Angstzustände habe sie bereits einige Jahre zuvor als Opfer eines Überfalls gehabt. Infolge des schweren Hirntraumas leide sie noch unter starken Kopfschmerzen. Sie wird ruhiger, als es gelingt mit ihr zu besprechen, daß sie die Kürettage als neuerliche Überwältigung und Traumatisierung erlebte, indem ihr das vermeintlich noch in ihrem Bauch versteckte Kind geraubt wurde.

Wie in diesen Vignetten reagieren viele Frauen nach Fehl- und Totgeburt zunächst mit Verleugnung, Unglaube und dem Versuch, das verlorene Kind festzuhalten. Wenn es möglich ist, das Kind zu sehen, aber nicht dafür zu sorgen, kann dies extrem belastend sein. Uneinfühlsame Bemerkungen von medizinischem Personal oder Mitpatientinnen, oft aus eigener Unsicherheit oder Betroffenheit verstärken Scham- und Versagensgefühle *(Frau G.)* und lassen sie an der Berechtigung der eigenen Trauer zweifeln und diese unterdrücken. Wie die Studie von Forrest et al. (1982) zeigt, hilft es, die psychologische Unterstützung bereits auf der gynäkologisch - geburtshilflichen Station beginnen, um einen gesunden Trauerprozeß zu einzuleiten. Psychotherapeutische Krisenhilfen können Empfindungen von Trauer anerkennen, Schuldgefühle klären, blockierende Verleugnung vorsichtig konfrontieren und den Übergang in die häusliche Umgebung erleichtern.

9.3.2 Anniversary-Reaktionen: Mobilisierung ungelöster Trauer

Viele Frauen erkennen erst nach Entlassung aus der Klinik die volle Tragweite ihres Verlustes, wenn sie mit den schmerzlichen Aufgaben konfrontiert sind, Vorbereitungen rückgängig zu machen, es Bekannten, Verwandten und Kindern mitzuteilen, oder auf Unkenntnis, Unverständnis und mangelndes Mitgefühl stoßen. Häufig wird daher das ganze Bestreben auf eine neue Schwangerschaft gerichtet, in der Hoffnung, so den Verlust möglichst rasch zu überwinden. Die akute Trauer klingt nach einer Fehl- oder Totgeburt allmählich ab, und wird oft anläßlich von des errechneten Geburtstermins, Jahrestages des Verlustes oder naheliegenden gynäkologischen Ereignissen wieder vorübergehend verstärkt. Nicht selten wird vermiedene oder blockierte Trauer als *Anniversary-Reaktion* mobilisiert:

Frau H., eine 31jährige Wissenschaftlerin reagierte zunächst depressiv-gereizt auf ihre Fehlgeburt in der 13. SSW, richtete aber dann ihr ganzes Bestreben darauf, wieder schwanger zu werden. 10 Monate später erleidet sie wieder einen Abort und stellt sich verzweifelt vor: "Kinderkriegen ist das normalste von der Welt - warum schaffe ich es nicht?" Zum errechneten Geburtstermin ihres ersten Aborts sei ohne nachweisbare medizinische Ursache Milch eingeschossen, und der anhaltende Milchfluß weckt in ihr die Angst, verrückt zu werden. Die Laktation läßt sich verstehen als Verleugnung der Trennung von ihrem verstorbenen Kind, für das sie zum Geburtstermin Milch bereitstellt. Hinzu kommt aber auch der Wunsch, das vermeintliche "Versagen" beim Stillen ihres mittlerweile 3jährigen Sohnes rückgängig zu machen. Trotz ihres Gefühls, der Abort habe sie "total aus der Bahn geworfen", reagiert sie zögerlich auf den Vorschlag einer ambulanten Psychotherapie. Sie fürchtet, "nicht einmal seelisch zu funktionieren". Große Schuldgefühle hat sie, daß sie ihrem Sohn keinen Spielkameraden in "passendem Altersabstand" geben könne. In der 10stündigen Kurztherapie berichtet sie, daß sie bei besonderen Anschaffungen für ihren Sohn gedacht habe: "Es ist ja nicht nur für <u>ein</u> Kind". Auf die Deutung, ob es ihr auch schwer falle, sich selbst zu lieben, weint sie erschüttert. Sie habe sich immer "halb" gefühlt. Für die Mutter habe sie nur als große, vernünftige Schwester, verantwortlich für ihren 3½ Jahre jüngeren Bruder gezählt. Es läßt sich mit ihr verstehen, daß sie mit dem Sohn identifiziert ist, den sie gleichfalls als unzulänglich erlebt und den sie nach dem ersten Abort wegen seiner Aggressivität massiv ablehnte. Nur durch ein 2. Kind sieht sie die Chance, ihr angeschlagenes Selbstwertgefühl wieder herzustellen. Diese weckt aber zugleich ihre unbewußte Ablehnung, die ihrem nachgeborenen Bruder galt. Sie beginnt, ihre Verluste zu betrauern, ihren Sohn mehr anzunehmen und mit ihrem Mann einen günstigeren Zeitpunkt für eine neuerliche Schwangerschaft zu planen.

In selteneren Fällen wurden Anniversary-Reaktionen zum Anlaß einer schweren depressiven Reaktion. Eine Patientin entwickelte zum Jahrestag ihrer Totgeburt akute Suizimpulse, verbunden mit dem Wunsch, ihrer verstorbenen Tochter in das Grab nachzufolgen (Kap. 5.5).

9.3.3 Depressive Reaktionen, Ängste und funktionelle Störungen

Selbst wenn psychosomatische Symptombildungen den Beschwerden in der vorausgegangenen Schwangerschaft ähneln oder depressive Verstimmungen und Ängste zeitlich eng auf den Verlust folgen, wird der Zusammenhang zur Fehl- oder Totgeburt oft weder von der Patientin noch den Ärzten erkannt.

Eine 36jährige Angestellte (Frau I.) entwickelt nach ihrem Spontanabort in der 10. Schwangerschaftswoche zunehmend körperliche Beschwerden: Schwindel, Herzklopfen, Brustschmerzen, Schwäche- und Kollapszustände; wie in der zurückliegenden Schwangerschaft Unterleibskrämpfe mit Gehstörungen und Übelkeit. Allmählich verliert sie das Interesse an ihren Aktivitäten und Kontakten, zieht sich zurück, konsultiert immer mehr Fachärzte und wird längere Zeit krankgeschrieben. Auch der Patientin ist entgangen, daß ihre Symptome mit Erinnerungen an ihren Verlust zusammenhängen und sie begonnen hat, Schwangere und Mütter mit kleinen Kindern zu meiden. Als sie sich ein halbes Jahr später in der Poliklinik vorstellt, steht eine akute Angstsymptomatik mit Mißbrauch von Beruhigungs- und Schmerzmitteln im Vordergrund. Zunächst werden fünf Stunden gemeinsam mit dem Partner vereinbart, um die akute Situation und den Zusammenhang mit dem Abort zu klären: In der Schwangerschaft sei es ihr miserabel gegangen. Sie quält sich mit dem beschämenden Gefühl, daß sie nicht die Kraft gehabt habe, ihr Kind auszutragen. Mutter und Stiefvater hätten immer gesagt, sie hätte nicht die Konstitution dafür. Ganz im Unterschied habe die Mutter in der Schwangerschaft mit ihr durchgehalten, gegen ärztlichen Rat ihr eigenes Leben riskiert und so das Leben der Patientin gerettet. Da die Ablösungsproblematik der Patientin von ihren Eltern in den Vordergrund tritt, wird eine Langzeitpsychotherapie mit zwei Wochenstunden begonnen.

9.3.4 Frühere, ungelöste Verluste als Risikofaktor

Zahlreiche klinische Beobachtungen zeigen, daß die Auseinandersetzung mit einem Verlust frühere, ungelöste Verluste reaktiviert (Bowlby, 1987), eigene, traumatische Verluste, den frühen Tod von Eltern oder frühere Fehl- oder Totgeburten.

Frau I. verlor ihren Vater mit 3 Jahren an einem Herzleiden. Sie wuchs mit einer jüngeren Schwester und, nach der Wiederheirat der Mutter, einer Halbschwester auf. Nach dem plötzlichen Tod des Vaters klammerte sie sich an die Mutter. Die übervorsichtige Mutter verbot der motorisch aktiven Patientin Anstrengungen aus Angst vor Infekten. Der Stiefvater war für sie schwer zugänglich. Er verstrickte sich immer wieder in zwischenmenschliche Konflikte und vereitelte ihr durch unzählige Umzüge den Aufbau konstanter Beziehungen außerhalb der Familie. Bis in ihre Adoleszenz habe sie daher tröstliche Zwiesprache mit ihrem toten Vater gehalten. Noch nach ihrem Abort dachte sie, "ich habe ja noch den anderen Vater, der hätte sich mit Sicherheit um mich gekümmert". Über sexuelle Dinge sei in der Familie ebenso wenig gesprochen worden wie über die Schwangerschaft der Mutter. Als die Mutter ins Krankenhaus kam, habe sie Todesangst um sie gehabt und sei völlig überrascht gewesen, als sie erfuhr, daß sie eine (Halb-) Schwester bekommen habe. Ihre Konflikte mit der Mutter verdichten sich in einem Traum:

"Ich verlor mein Baby. Eine Bekannte kam mit ihrem Kinderwagen vorbeigefahren, ließ mich jedoch nicht hineinschauen. Ich habe gedacht, "na wartet, ich werde auch ein Baby haben und einen Riesenkinderwagen".

Sie erlebt den Abort als Niederlage im Bemühen um Separation von der Mutter, von der sie sich als Frau ohne Kinder nicht anerkannt fühlt, die ihr aber auch nicht zutraut, Kinder zu bekommen. Unbewußt rivalisiert sie mit ihr über die Schwangerschaft.

Da auch bei einer Reihe weiterer Patientinnen unverarbeitete Verluste festzustellen waren, wurde in der zweiten Hälfte der Studie eine eingehende *Familienanamnese* bei 65 Patientinnen erhoben. Immerhin knapp 30% der Patientinnen wußten von mindestens einer Fehl- oder Totgeburt ihrer Mutter oder dem Tod eines Geschwisters (im Alter von 1 bis 5 Jahren) zu berichten, jede dritte von mehreren derartigen Verlusten. Unabhängig von der Art des Verlustes ihrer Mutter geben diese Frauen retrospektiv eine erhöhte Angst vor dem Abort, Niedergeschlagenheit und körperliche Allgemeinbeschwerden in ihrer Schwangerschaft an. Nach der Fehlgeburt reagieren sie mit vermehrten Körperbeschwerden und Depressivität. Ähnlich reagieren die Frauen auf ihren Abort, deren Väter früh (8-15 Jahre) gestorben waren.

Selbst wenn sie das verstorbene Geschwister nicht gekannt hatten oder "alle Spuren beseitigt" waren, läßt sich bei einigen Frauen eine Identifikation mit der chronisch trauernden Mutter feststellen (Beutel & Weiner, 1993). Aufgewachsen in dem Gefühl, im Vergleich zu dem idealisierten Geschwister unzulänglich zu bleiben, kann die eigene Schwangerschaft motiviert sein durch den Wunsch, der Mutter den Verlust zu ersetzen und damit den eigenen Wert zu bestätigen.

Frau J. beginnt mit den Worten, sie wisse gar nicht, ob ihre Probleme gravierend genug seien, zur Beratung zu kommen. Die ersten Wochen nach ihrem Spontanabort (6. Schwangerschaftswoche) sei sie traurig gewesen, da sie sich sehr über die überraschend eingetretene Schwangerschaft gefreut hätte. Jetzt (nach 6 Monaten) beschäftige sie sich nicht mehr mit dem verlorenen Kind, sondern sei unbegreiflich niedergedrückt, erschöpft und habe an nichts mehr Freude: "Es ist ein Schatten über meinem Leben". Sie grüble über den frühen Tod des Vaters und ihre Schuldgefühle, ihm wie die Mutter nicht die Wahrheit über seine tödliche Erkrankung gesagt zu haben. Erst in der nächsten Sitzung kann sie darüber sprechen, daß 10 Jahre vor ihrer Geburt ein Bruder bei der Entbindung an einer Nabelschnurumschlingung gestorben sei. Die stets bekümmerte Mutter, Hausfrau, sei nie darüber hinweggekommen, und habe die Patientin ängstlich überwacht. Bei Familienfesten sei immer wieder besprochen worden, wie hübsch der Bruder gewesen sei. In ihrer Phantasie suchte die Patientin früh, ihre eigene Geschichte in Anlehnung an ihr verstorbenes Geschwister zu bestimmen (warum sie spät gekommen sei, wenn sie doch so "willkommen" gewesen sei, ob **sie** *es gewesen wäre, wenn sie 5 Jahre früher geboren worden wäre). Ihre eigene Trauer über den Tod des Vaters sei nie richtig herausgekommen. Mit der Mutter habe sie darüber nicht sprechen können, die fortan Aktivitäten gemieden habe, die sie früher gemeinsam mit dem Vater unternommen hätten. In ihrer Adoleszenz habe die Mutter Identifikations- und Gesprächswünsche (nach gemeinsamem Kauf von Binden, Aussprache über die einsetzende Periode) vermieden. Von Anfang an habe sie einen unregelmäßigen Zyklus gehabt und gedacht: "Wenn es bei der Mutter nicht klappt, klappt es bei mir auch nicht". Da ihr Zyklus seit dem Abort völlig durcheinandergeraten sei, habe sie jetzt große Angst, nicht mehr schwanger werden zu können.*

Mit der Patientin läßt sich erarbeiten, daß der Abort sie unbewußt in ihrer Angst bestätigt, das gleiche Schicksal wie die Mutter zu erleiden, von der sie sich durch eine rasche Heirat und Wegzug zu lösen suchte und die sie "tröstet": *"Es ist leichter, wenn es gleich passiert"*. Widersprüchliche Identifikationen mit der chronisch trauernden Mutter, und einem verstorbenen Geschwister können Identitäts- und Selbstunsicherheit auslösen. Verstärkend kommt in diesem Fall der frühe Verlust des Vaters hinzu. So kann sie nicht ihre eigene Trauer über ihre Verluste empfinden.

Die Problematik des *"Ersatzkindes"* wurde nach Totgeburt oder Tod eines Geschwisters beschrieben und liegt dann vor, wenn dieses helfen soll, die Trauer über einen vorangegangenen Verlust zu vermeiden (Cain & Cain, 1964; Davis et al., 1989; Theut et al., 1988). Dabei bestehen, wie im Fallbeispiel von Lewis & Page, (1978) jedoch unterschwellig Enttäuschung und Ärger über diesen Verlust sowie Idealisierung des verlorenen Kindes als unerreichbare Erwartungen an das "Ersatzkind" fort (Best & van de Vere, 1987). Frühere Verluste werden dadurch kompliziert, wenn die Betroffene ihrerseits ein "Ersatzkind" war.

9.3.5 Zwiespältigkeit gegenüber der Schwangerschaft

Gerade in der Frühschwangerschaft treten regelhaft zwiespältige Gefühle gegenüber der Schwangerschaft und den damit verbundenen Veränderungen, Umstellungen und Einschränkungen auf, die nach deren Verlust schwer aufzulösen sind. Die Trauer über den Verlust kann durch das bewußte oder unbewußte Schuldgefühl blockiert werden, durch die Ablehnung des ungeborenen Kindes seinen Tod herbeigeführt zu haben. Dies macht die Bewältigung eines Schwangerschaftsabbruchs wegen kindlicher Fehlbildung so schwierig.

Wie die Fehlgeburtstudie zeigt, ist eine depressive Reaktion oft mit einer ärgerlich-gereizten Verstimmung verbunden (Kap. 3.7). Wie in der Fallstudie von Corney und Horton (1974) drückt sich unverarbeitete Trauer oft als *Wut* aus. Eine Patientin kam ein paar Wochen nach ihrer Fehlgeburt zur Beratung wegen einer unkontrollierbaren Zerstörungswut, die sich zunächst gegen Gegenstände im Haus richtete, und sich nun gegen ihre Kinder und sie selbst zu richten drohte. Wie die beschriebenen Patientinnen, die vorwiegend depressiv auf ihren Verlust reagieren, lagen bei ihr unerträgliche Schuldgefühle vor wegen zwiespältiger Gefühle gegenüber ihrer Schwangerschaft.

Unseren Daten zufolge geht eine zwiespältige Einstellung zur Schwangerschaft gehäuft mit Verhalten einher (z.B. Nikotinkonsum), das die Schwangerschaft gefährdet (Kap. 3.4). Auch wenn die objektive Verknüpfung kaum zu ermessen ist, bedarf es therapeutisch einer sorgfältigen Klärung schuldhafter Erklärungsversuche, die oft eng mit der Einstellung zur Schwangerschaft zusammenhängen.

9.3.6 Therapieabbruch als Flucht vor der Trauerarbeit

Der vorzeitige Abbruch einer begonnenen Psychotherapie kann ein Versuch sein, der Trauer über den erlittenen Verlust auszuweichen. Auch im folgenden Fall hängt die Vermeidung von Trauer eng mit der zwiespältigen Einstellung zur Schwangerschaft zusammen:

Das Kind von Frau K., einer 40jährigen Pat. starb im 8. Monat infolge einer Mangelversorgung durch die Placenta. Zunächst wirkte sie gefaßt, ging wieder ihren gewohnten Aktivitäten nach, vermied aber, das Grab ihrer Tochter zu besuchen. Am Tage des errechneten Geburtstermins 6 Wochen später bekam sie schlagartig einen massiven Angstzustand mit einem "furchtbaren Flimmern im Herzen". Sie habe einen "Todessog" verspürt, wie eine große Turbine, die sie einsaugen wollte. Als sie ihre Herztodesängste mit der hochdosierten Einnahme von Beruhigungsmitteln und ständigen Präsenz von Menschen um sich nicht mehr hinreichend bekämpfen konnte, kam sie zur stationären Psychotherapie.

Dort wirkt sie unruhig und ängstlich-bedrückt. Anfänglich wirft sie sich vehement vor, ihr Kind abgelehnt zu haben, nichts mehr gegessen zu haben, damit ihr Bauch nicht dicker werde, es sogar gebeten habe, sich "rückgängig" zu machen. Zunehmend berichtet sie von ihrer unerträglichen Sehnsucht nach dem nunmehr idealisierten Kind. Sie glaubt, ihr Kind habe sie gerettet, indem es bei seiner Geburt gestorben sei. Sie hofft, es werde in ihrer nächsten Schwangerschaft wiedergeboren. Die konkrete Auseinandersetzung mit den Umständen der Totgeburt, dem Aussehen ihres Kindes, das Betrachten des vorhandenen Fotos, und Grabbesuche vermeidet sie jedoch völlig ("Meine Trauer ist wie ein Vorhang, ich schaue nicht dahinter"). Nach wenigen Tagen erzwingt sie den Abbruch der stationären Therapie, indem sie wiederholt Behandlungsvereinbarungen nicht einhält.

Der Therapieabbruch kann auch als eine Wendung vom Passiven ins Aktive verstanden werden: Statt verlassen zu werden wie von dem verstorbenen Baby verläßt nun die Patientin den Therapeuten; statt sich selbst unzulänglich fühlen zu müssen, läßt sie ihn mit dem Gefühl zurück, ihr nicht helfen zu können.

9.3.7 Ängste in der folgenden Schwangerschaft

Die *erneute Schwangerschaft* kann einen wichtigen Schritt zur Wiederherstellung des beschädigten Selbstwertgefühls oder Wiedergutmachung durch Fürsorge für das folgende Kind bedeuten. Sie wird von vielen Frauen als einzige Möglichkeit erlebt, unerträgliche Gefühle von Leere zu füllen, die Bindungsbereitschaft dem neuen Kind zuzuwenden oder sich ihrer Fähigkeit zu vergewissern, überhaupt ein Kind austragen zu können. Andererseits kann sie den Verlust und damit verbundene schmerzliche Gefühle und Ängste wieder wachrufen. Wie Lewis und Page (1978) beschreiben, ist es aber nicht möglich, gleichzeitig das verlorene Kind zu betrauern und sich dem neuen zuzuwenden. Daher wird häufig die Verlustverarbeitung blockiert. Aus dem Konflikt zwischen Sehnsucht und Verlustangst wird oft die Bindung an das heranwachsende Kind vermieden.

Die 34jährige Mutter eines 15jährigen Sohnes, Frau L., kommt wegen einer "permanenten Panik" in ihrer Schwangerschaft. Es ist ihr sehr unangenehm, daß sie im Gespräch immer wieder weinen muß. Sie halte entweder auswärtige Kurse ab, oder sie liege zu Hause reglos auf dem Sofa. Sie vermeide, mit ihrem Mann über ihre jetzige Schwangerschaft (9. Woche) zu reden oder das Ultraschallbild anzusehen. Im nachhinein zweifle sie daran, ob sie wirklich den Herzschlag ihres Kindes gesehen habe. Vorausgegangen war eine Fehlgeburt in der 14. Schwangerschaftswoche genau ein Jahr vor der Empfängnis des jetzigen Kindes. Sie sei erstaunt und gerührt gewesen, daß es ein "richtiger winzig kleiner Mensch" gewesen sei. Diesen Verlust habe sie durch eine erneute Schwangerschaft drei Monate später "ungeschehen" zu machen versucht, es sei aber bereits in der 8. Woche ohne Lebenszeichen zum Abort gekommen. Es wird mit ihr überlegt, daß die derzeitige depressive Reaktion auch eine Art "Totstellreflex" ist: Indem sie vermeidet, sich wie vor dem ersten Abort auf das Kind einzustellen und nicht auf seine Lebenszeichen achtet, bekommt sie umso mehr Angst, doch kein lebendiges Kind in ihrem Bauch zu tragen und wird so immer depressiver. Auch gestützt durch eine neuerliche Ultraschalluntersuchung, bei der sie den Herzschlag klar erkennen kann, beginnt die Patientin, sorgfältig zwischen dieser und den vorangegangenen Schwangerschaften zu unterscheiden (vgl. Stray-Pedersen & Stray-Pedersen, 1988). Sie entwickelt zunehmend eine Bindung zu dem heranwachsenden Kind, spricht mit Mann und Sohn darüber, schont sich beruflich und freut sich über ihre Schwangerschaft.

Auch nach dem glücklichen Ende einer Schwangerschaft kann eine ängstlich-überfürsorgliche Haltung (aus Furcht vor erneutem Verlust) die selbständige Entwicklung *nachfolgender* Kinder blockieren. Die Problematik des *"Ersatzkindes"*, das das verlorene Kind ersetzen, zugleich aber nicht an es heranreichen kann, wurde bereits beschrieben.

Auch die Vermeidung einer Schwangerschaft aus Angst vor einem neuerlichen Verlust kann Ausdruck der Fehlverarbeitung des Aborts sein. Kontrovers ist der "richtige" Zeitpunkt einer neuerlichen Schwangerschaft. Es ist nur im Einzelfall zu bestimmen, wann der Trauerprozeß soweit fortgeschritten ist, daß sich die betroffenen Eltern auf ein neues Kind einstellen können.

9.3.8 Wiederholte Verluste und vergeblicher Kinderwunsch

Mit einem neuerlichen Abort wird zusätzlich zu der enttäuschten Hoffnung, den früheren Verlust ungeschehen zu machen, auch unterdrückte Trauer darüber wiederbelebt. Schwangerschaft, Geburt und Abort werden gleichgesetzt.

Frau M., eine 38jährige Angestellte reagiert unmittelbar nach ihrem 3. Spontanabort in der 11. SSW sehr traurig, hilflos und verwirrt: "Es ist am schlimmsten, zurückzubleiben. Vorher war man zu zweit, und nun ist es damit zu Ende." Sie hätte schon das glückliche Lächeln Schwangerer gehabt und sich nicht mehr allein gefühlt. Vor dem Abort habe sie geträumt:

"Ich habe ein Kind im Arm und weiß nicht genau, was man machen muß. Ich bat das Kind mir zu helfen und zu zeigen, was es für Bedürfnisse hat. Ich war unheimlich glücklich, als das Kind an der Brust trank und dachte, das macht es schon."

Ihr fällt zu diesem Traum ein, daß keiner so bedingungslos liebe wie Kinder ihre Eltern. Dieser Abort hat für Frau M. eine besondere Bedeutung, da sie die Gründe für die vorausgegangenen Aborte in ihrer instabilen Beziehungssituation gesucht hatte. Nun, da erstmals "alles stimmte", bekommt sie das Gefühl, als Frau versagt zu haben. In die Erinnerung an einen Schwangerschaftsabbruch vor einigen Jahren mischen sich Schuldgefühle, daß sie auch jetzt ihr Kind verlassen habe und für seinen Tod verantwortlich sei. Sie kämpft durch forcierte Aktivität gegen aufkommende depressive Verstimmungen und Trauer an und macht eine Fernreise.

Kurz vor dem Zeitpunkt des errechneten Geburtstermins kommt sie wieder mit starken körperlichen Beschwerden, die an ihre Schwangerschaftsbeschwerden erinnern: Magenbeschwerden, Blasenentzündungen und ein krampfhaftes, wehenartiges Ziehen im Unterleib. Der Abort habe eine Lücke in ihrem Leben hinterlassen, die nicht zu schließen sei. Im Kontrast zu ihrem Auftreten als elegante Geschäftsfrau hat sie das Gefühl, sie schicke nur ihre "Hülle" in die Arbeit. Die Angst, kein Kind mehr bekommen zu können, beschäftigt sie ebenso sehr wie ihre Trauer über ihren Verlust.

Da sich hinter der akuten Reaktion auf den Verlust tieferliegende Unsicherheiten und Abgrenzungsschwierigkeiten zeigen, erfolgt eine 2stündige Langzeitpsychotherapie im Sitzen.

Infolge wiederholter Scheidung und Wiederheirat der Eltern sei sie abrupt mit ihrem jüngeren Bruder in kärglichen Verhältnissen bei entfernt lebenden Verwandten herumgeschoben worden. Der Mutter zufolge sei auf Männer keinerlei Verlaß. Den Kindern habe sie stets vorgeworfen, daß sie wegen ihnen auf eine befriedigende Partner-

schaft verzichten und sich aufopfern mußte: "Du kannst das nicht beurteilen, mit Kindern ist das tausendmal schlimmer". Versuche, den Vater als heranwachsendes Mädchen für sich zu gewinnen, endeten mit Zurückweisung. In der Übertragung ist sie sehr bemüht, Zuneigung und Anerkennung des Therapeuten zu gewinnen, verbunden mit der Angst, ihre persönlichen Wünsche könnten ihm zuviel werden. Es läßt sich mit ihr problematisieren, daß sie den großen Wunsch hat, daß ihr die Therapie ermöglicht, ein Kind zu bekommen. Sie vollzieht wichtige Abgrenzungsschritte gegenüber ihrem sozialen Umfeld.

Mit dem Herannahen ihres 40. Geburtstages, den sie sich als Grenze für eine mögliche Schwangerschaft setzte, fühlt sie sich hin- und hergerissen zwischen Ängsten, nicht mehr schwanger zu werden und wieder die "gleiche Abfolge" zu erleben: "schwanger werden - sein - Krankenhaus - Krise." Sie entscheidet sich schließlich dafür, daß sie ohne Kind gut leben könne. Sie verschiebt die Entäuschung auf die Therapie, die "unfruchtbarer", langweiliger und unbefriedigender wird. Es gelingt mit ihr zu verstehen, daß sie den Therapeuten (im Sinne einer Mutterübertragung) als verständnislos, einengend, bevormundend und vorwurfsvoll erlebt. Entgegen ihrem Drang, die Therapie vorzeitig abzubrechen, schließt sie sie zum vereinbarten Zeitpunkt ab. Sie wendet sich interessiert Kindern aus befreundeten Familien zu. Mit intensivem Engagement erkämpft sie sich den Aufstieg in die angestrebte, berufliche Leitungsposition.

Eine rasch entstehende Idealisierung des Therapeuten kann bei der Enttäuschung durch Nichteintreten einer Schwangerschaft oder einen erneuten Abort zusammenbrechen und Anlaß für die Projektion von Enttäuschung, Versagen und Ärger werden. Aus ähnlichen Gründen kann das ärztliche Gespräch über eine objektiv verminderte Chance, mit vorangeschrittenem Lebensalter nach wiederholten Aborten ein Kind zu bekommen (oder zu adoptieren) von beiden Seiten vermieden und durch wenig überlegte Sterilitätsbehandlungen ersetzt werden.

9.4 Möglichkeiten der Paarberatung und -therapie

Eine Schwangerschaft, vor allem die erste, stellt eine Reifungskrise nicht nur für die Schwangere selbst, sondern auch den Partner und die Partnerbeziehung dar (Kap. 1.5). Diese erfordert vielfältige Anpassungsleistungen von beiden Partnern (Einschränkung gemeinsamer Aktivitäten, Abgrenzung gegenüber der Primärfamilie, Eingehen einer Dreiecksbeziehung mit dem Kind, etc.). Auch bei einer gewünschten und geplanten Schwangerschaft treten von Seiten des Partners häufig bewußte und unbewußte Ängste, Gefühle von Ausgeschlossensein, vermehrte Bedürftigkeit, Neid, etc. auf. Der Verlust der Schwangerschaft erfordert, nicht nur die ungelösten Entwicklungsaufgaben zu lösen, sondern auch mit dem tragischen Verlust umzugehen.

Mit dem Schwangerschaftswunsch ist der Partner der Patientin als *"Nebenübertragung"* in der Behandlung präsent, erfordern doch Schwangerschaft und Mutterschaft die Fähigkeit, eine Dreiecksbeziehung mit Partner und Kind einzugehen. Vielfach erfolgt die psychotherapeutische Konsultation gerade dann, wenn die Betroffenen über die Reaktion ihres Partners enttäuscht sind oder ein Konflikt bezüglich des Schwangerschaftswunsches besteht. Da mangelndes Verständnis und Unterstützung durch den Partner ein wesentlicher Risikofaktor für anhaltende Verstimmungen, Ängste und funktionelle Störungen bei den Frauen ist, sollte der Partner in diesen Fällen möglichst einbezogen werden. Gerade wenn Schuld-, Versagens- und Schamgefühle die Verständigung des Paares blockieren, erscheint die Einbeziehung des Partners sinnvoll, um unterschiedliche Verarbeitungsformen zu differenzieren und den gemeinsamen Umgang mit dem Verlust zu klären.

Wie Kapitel 4 zeigt, trauern Männer nach einer Fehlgeburt weniger intensiv und anhaltend als ihre Partnerinnen. Sie zeigen ihre Traurigkeit weniger offen, weinen seltener, haben ein geringeres Bedürfnis, über den Verlust zu sprechen und suchen häufiger Ablenkung in außengerichteten Aktivitäten. Für *beide* Partner ist die Aufgabe von Hoffnungen, Erwartungen an und Fantasien über das Kind eine wesentliche Quelle von Trauer. Das Spektrum der Reaktionen auf den Verlust ist bei beiden Geschlechtern groß und reicht von milder Enttäuschung bis hin zu tiefer Trauer bzw. Niedergeschlagenheit. Männer trauern weniger, da sie nicht die körperlichen Empfindungen verspüren, die die Frühschwangerschaft begleiten, und sie haben seltener Gelegenheit, ein Ultraschallbild des lebenden Feten zu sehen. Da sich eine intensivere Bindung entwickeln konnte, nimmt die Trauer meist mit der Dauer der Schwangerschaft zu. Daher ist die Trauer nach der Geburt eines toten oder kurze Zeit überlebenden Kindes in der Regel intensiver.

Verständigungsprobleme und Partnerkonflikte resultieren häufig und unabhängig von der Art des Verlustes aus Unterschieden bei der Verarbeitung des Verlustes, der hierfür benötigten Zeit und dem Umgang mit den eigenen Gefühlen. Das folgende Fallbeispiel zeigt eine typische Konfliktkonstellation: Frauen suchen nach Mitteilung und Austausch über ihren Kummer oder ihre Angst. Ihre Männer reagieren mit Ablenkung und Vermeidung. Frauen erleben dies als Desinteresse und Zurückweisung. Es kommt zu einer zunehmenden Kluft zwischen den Partnern, zu wechselseitiger Enttäuschung und Vorwurf.

Frau N., eine 34jährige Angestellte, wurde erstmals am Tag nach ihrem 3. Spontanabort in der 10. Schwangerschaftswoche konsiliarisch gesehen. Sie strengt sich sehr an, ihre Traurigkeit auch bei diesem Verlust nicht zu zeigen und nicht zu weinen. Dabei kämpft sie gegen aufkommende, belastende Bilder von ihrer letzten Fehlgeburt vor 1 Jahr (in der 17. SSW), bei der sie ihr totgeborenes Kind nicht sehen wollte. Da sie überzeugt ist, auch in ihrem Mann keinen geeigneten Ansprechpartner für ihre Traurigkeit zu finden, wird ein ambulantes Gespräch mit ihm zusammen vereinbart.

Nach wiederholten Terminverschiebungen wegen Krankheit des Mannes kommt es zum ersten Paargespräch. Frau N. reagierte zu Hause mit heftigen Wutausbrüchen. Sie wirft ihrem Partner vor, sie nach der Krankenhausentlassung im Stich gelassen zu haben. Er habe bei ihrer Heimkehr wie immer an seinem Computer gesessen, statt sie zu empfangen, oder ihr wenigstens Blumen zu schenken. Herr N., ein 38jähriger Mann, wirkt niedergedrückt und schuldbewußt. Auf seine Gefühle angesprochen, berichtet er zögernd, zum Erstaunen seiner Frau: Er sei in einer tiefen Orientierungskrise. Er könne sich immer noch nicht vorstellen, nie Vater werden zu können. Er wage aber auch nicht, seine Frau wieder zu einer neuerlichen Schwangerschaft zu drängen. Im Laufe des Gespräches läßt sich mit beiden Partnern verstehen, daß er bei der Heimkehr seiner Frau damit beschäftigt war, sich von seiner eigenen Trauer und Enttäuschung abzulenken. Offen über seine Gefühle mit ihr zu sprechen, wagte er nicht, da er fürchtete, seine Frau zusätzlich zu belasten. In zwei weiteren Paargesprächen kommt die gemeinsame Trauer nicht nur über den aktuellen Verlust, sondern auch die früheren Verluste in Gang, und beide Partner entscheiden sich zu einer neuen Schwangerschaft, die ohne Komplikationen verläuft.

Häufig empfinden männliche Partner Unsicherheit gegenüber starken Gefühlsäußerungen ihrer Partnerin und dem offenen Ausdruck eigener Gefühle, und sie reagieren mit Rückzug, Vermeidung und Ablenkung. Auf der Ebene der Paarbeziehung kann dies der Partnerin den offenen Ausdruck ihrer Trauer ersparen, die sie durch Ärger über die Unzugänglichkeit ihres Partners abwehrt. Viele Frauen fühlen sich unverstanden, wenn ihr Partner, hilflos gegenüber ihrer Trauer und besorgt über ihr Befinden, sich bemüht, "stark" zu bleiben und eigene Betroffenheit zu verbergen. Eine Patientin berichtete, sie habe ihren Mann auf der Toilette nach ihrer Fehlgeburt weinen hören, aber mit ihm nicht über seine Traurigkeit sprechen können. Dabei kann die Sorge des Partners eine Rolle spielen, seine Frau durch Äußerung eigener Gefühle zu überfordern. Er ist der Überzeugung, es ist besser, "nicht im Leid zu versinken". Ablenkungsversuche oder Flucht in berufliche Vorhaben können bei der Partnerin wiederum den Eindruck erwecken, der Verlust des gemeinsamen Kindes mache ihm nichts oder wenig aus.

Erschwerend kommt hinzu, daß dieser Verlust vielfach vom medizinischen und sozialen Umfeld nach wie vor nicht hinreichend ernst genommen und in seiner

Tragweite anerkannt wird, sodaß Verständnis und Unterstützung außerhalb der Partnerschaft begrenzt sind. Die Polarisierung in der Partnerschaft wird dadurch verstärkt, daß die Trauer von Männern im sozialen Umfeld und innerhalb der medizinischen Behandlung wenig Raum und Anerkennung findet. Sie äußert sich nach klinischem Eindruck dann in verzerrter Form. Angesprochen auf seine Trauer nach dem Tod des frühgeborenen Sohnes sagte ein Mann im Paargespräch: *"Mich hat nie jemand gefragt, wie es mir geht, alle haben sich nur nach meiner Frau erkundigt"*. Traurigkeit über den Verlust kann er kaum beschreiben, sondern nur sein *"Herzstechen"*, den zunehmenden Alkoholkonsum und die Arbeitsstörungen.

Auch wenn anfangs die gemeinsame Trauer aus Sicht der Betroffenen die Partner näher zusammenbringt, entstehen nicht selten Konflikte daraus, daß Männer die Auseinandersetzung mit dem Verlust rascher beenden. Viele Frauen beklagen, daß der Partner nach anfänglichem Verständnis der Meinung sei, das Thema "Totgeburt" sollte für sie "gegessen" sein, und sie solle sich lieber anderen Dingen zuwenden. Ihre Partnerinnen fühlen sich gedrängt, ihrerseits nicht länger zu trauern oder fürchten, ihn über Gebühr zu belasten. Die Durcharbeitung der Ängste vor der anstehenden Trauerarbeit über die wiederholten Verluste erleichtert Paaren, in einen gemeinsamen Trauerprozeß einzutreten.

Stirbt das erste gemeinsame Kindes während der Schwangerschaft, kurz vor oder nach der Geburt, kann dies *Ängste um* den Fortbestand der *Partnerschaft* wecken. In einer jungen Ehe oder Partnerschaft kann das Erleben eines Kindstodes die gemeinsamen Bewältigungsressourcen überfordern, vor allem, wenn bereits eine belastende, komplikationsreiche Schwangerschaft vorausging.

Eine 31jährige Frau (O) kommt kurz nach ihrer Totgeburt in der 36. Schwangerschaftswoche zur Beratung wegen starken Versagens-, Schuldgefühlen. Ihre Schwangerschaft war überschattet durch lebensbedrohliche Schübe einer entzündlichen Darmerkrankung, und sie verbrachte sie größtenteils getrennt von ihrem Mann in Kliniken. Als das Paar erstmals das Gefühl hatte, über dem Berg zu sein mit der Schwangerschaft, kam es zum Kindstod infolge einer Nabelschnurumschlingung. Sie ist durch einen neuerlichen Krankheitsschub in schlechtem körperlichem Zustand, ausgemergelt, verzweifelt, jedoch bemüht, ihre Fassung zu wahren: "Die Welt besteht nur aus Kindern. Hinz und Kunz kriegen ein Kind, und ich bringe noch nicht einmal das gescheit fertig". Ihr Mann begleitet sie, ein massiger, jungenhaft, ratlos und angespannt-bedrückt wirkender Ingenieur. Schon bei der Schilderung der Totgeburt macht sie ihm den verdeckten Vorwurf, daß er an <u>diesem</u> Tage auf einer auswärtigen Fortbildung war ("Ich war wie immer total verlassen"), obgleich sie sich damit einverstanden erklärt und ihm ihrerseits nicht gleich den Tod ihres Kindes mitgeteilt hatte. In der Folgesitzung beklagt sie, sie könne vor ihrem Mann nicht offen sprechen. Herr O.: "Du verschließt Dich vor mir wie ein Stockfisch". Frau O.: "Wenn Du schon aus 5 Metern Entfernung *fragst, was los ist, wie soll ich dann reden?" Herr O. kämpft mit Tränen, als er große Ängste äußert, daß ihre Beziehung "den Bach runtergeht". Auf seinen Kummer angesprochen, rationalisiert er ihn sofort: Ihn bedrücke nur seine unbefriedigende Arbeitssituation, und damit wolle er seine Frau nicht auch noch belasten. Kurz darauf zweifelt er die Kompetenz des Therapeuten an, dem Paar durch Gespräche zu helfen. Ich kommentiere darauf, daß im Moment offenbar beide Partner das Gefühl haben, dem anderen nicht helfen zu können, und daher auch die Zweifel kämen, ob ich ihnen als Therapeut überhaupt helfen könne. Dahinter verberge sich aber ein tiefes, schwer auszuhaltendes Gefühl, versagt zu haben, schuldig und unfähig zu sein bis hin zu der Angst, die Partnerschaft könnte den Tod des gemeinsamen Kindes nicht überleben. Diese Deutung ermöglicht Herrn O., die Paarberatung fortzusetzen und erstmals einen Traum zu erzählen. Darin ging er wie ein stolzer Vater mit der verstorbenen Tochter als ca. 5jährigem Mädchen einkaufen. Frau O. ist darüber sehr gerührt, litt sie doch sehr unter dem Versagensgefühl, nicht wie andere Mütter im Kreissaal ihrem Mann ein lebendiges Kind in den Arm geben zu können. Im Rahmen der vereinbarten, 10stündigen Paargespräche kommt es zu einer besseren Verständigung innerhalb des Paares.*

Frau O. schließt aufgrund ihres weiter labilen körperlichen und seelischen Zustandes eine Einzeltherapie an. Als sich ihr Befinden bessert und sie beginnt, eine neuerliche Schwangerschaft herbeizusehnen, lehnt ihr Mann dies ab aus Angst, seine Frau an einem weiteren Schub ihrer entzündlichen Darmerkrankung zu verlieren. An die Stelle lebendiger Partnerschaft und einer sexuellen Beziehung tritt als Kompromißbildung die fortdauernde Fürsorge für das tote Kind durch regelmäßige Grabbesuche und Zwiesprache, sowie ein Stofftier, das es symbolisierte. Herr O. vergräbt sich in einer neuerlichen beruflichen Aufgabe und mehrjährigen Weiterbildung.

Auch bei anderen Paaren, die ihr *erstes Kind* verlieren und kein Folgekind bekommen, ist noch Jahre später eine anhaltende Trauer, Sehnsucht und Festhalten an dem verlorenen Kind festzustellen, ebenso wie eine Tendenz zur Harmonisierung und Konfliktvermeidung in der Partnerschaft. An diesem Beispiel zeigen sich auch die Grenzen der Bewältigungs- und Behandlungsmöglichkeiten.

Der Übergang von der Einbeziehung des Partners in allgemeine ärztliche Information und Entscheidungsprozesse zu einer Paarberatung, bei der der Fokus auf der Entwicklung gemeinsamer Strategien zum Umgang mit dem Verlust liegt, ist fließend. Eine *Paarberatung* ist angezeigt, wenn Unsicherheiten oder Konflikte bzgl. des gemeinsamen Umgangs mit dem Verlust bestehen oder Ängste vor einer neuerlichen Schwangerschaft. Auch bei länger zurückliegenden Verlusten kann die Einbeziehung des Partners das Durchleben blockierter und vermiedener Trauer erleichtern. Es ist ein flexibles Vorgehen angezeigt, das den unterschiedlichen Verarbeitungsweisen und Bedürfnissen beider Partner auch hinsichtlich des Behandlungssettings Rechnung trägt. Eine *Paartherapie* erscheint dann angezeigt, wenn angesichts des akuten Verlustes konflikthafte Beziehungsmuster zu Tage treten.

Wichtig ist dabei, die Fehlgeburt als *gemeinsamen* Verlust anzuerkennen, aber auch auf mögliche Unterschiede in der Verarbeitung zu achten. Es kann für das Paar sehr entlastend sein, diese offen zu besprechen und Verständnis für die jeweils unterschiedlichen Verarbeitungsformen zu gewinnen. Dies erfordert, jeden Partner möglichst genau die eigene Sicht der Umstände des Verlustes und die damit verbundenen Gefühle schildern zu lassen. Indirekte Fragen über das Erleben des jeweils anderen Partners ("Was glauben Sie, was Ihren Partner bewegt hat, so ... zu reagieren") können helfen, Fehlwahrnehmungen zu erkennen und die gegenseitige Einfühlung fördern. Aus systemischer Sicht kann es hilfreich sein, Bewältigungsversuche wie Ablenkung, Vermeidung und Für - sich - Behalten als gleichwohl nur begrenzt taugliche Versuche anzuerkennen, die Partnerin (Beziehung) zu schützen (Willi, 1975).

Das hier beschriebene Vorgehen erfordert vom Therapeuten ein hohes Maß an Aktivität, Flexibilität und Empathie für konträre Bewältigungsformen. Erforderlich ist eine therapeutische Haltung der "Allparteilichkeit" (Stierlin, 1978), die versucht, aktiv auf *beide* Partner einzugehen, sie in ihrer Bezogenheit aufeinander zu verstehen und so ihr Vertrauen zu gewinnen. Zur "Opposition durch die Partner" (Lilford et al., 1994) kommt es vermutlich dann, wenn dies nicht gelingt und ein einseitiges Bündnis zwischen Therapeut(-in) mit der in der Regel weiblichen Trauernden als Ratsuchender oder "Symptomträgerin" oder dem gleichgeschlechtlichen Partner (z.B. dem "gefaßteren" Mann) entsteht.

9.5 Psychotherapeutische Schlußfolgerungen

Ähnlich wie bei dem Verlust einer nahestehenden Person (Volkan, 1981) hat sich eine *fokale* Therapie bewährt mit den Zielen:

- Die Gründe für die Blockade des Trauerprozesses zu verstehen;
- den Trauerprozeß und dessen Abschluß zu ermöglichen.

Vielfach ergeben sich im Verlauf von Psychotherapien, die aus anderen Gründen begonnen wurden, Hinweise auf eine frühere Fehl- oder Totgeburt. Auch dann können die therapeutischen Hinweise hilfreich sein, um die seelische Bedeutung des erlittenen Verlustes zu ermitteln, die der Patientin oft verborgen blieb.

Eine Übersicht über das psychotherapeutische Vorgehen gibt *Tabelle 16.*

Tab. 16: Psychotherapie nach Verlust einer Schwangerschaft oder eines Babys

- Genaue Beschreibung der inneren und äußeren Umstände des Verlustes
- Durchgehen positiver und negativer Einstellungen zum verlorenen Kind
- Frühere, ungelöste Verluste
- Klärung der Folgen des Verlustes für Selbstkonzept, Lebensentwürfe und Beziehung zu Schlüsselpersonen
- Ausdruck von Traueraffekten ermöglichen
- Konkretisierung des Verlustes durch Gegenstände (Foto, "Tröster", "Brückenobjekt")
- Identifikation mit dem Therapeuten als zugewandtem Elternteil
- Einbeziehung des Partners
- Supportive Therapie in folgender Schwangerschaft
- Begrenzte Bereitschaft zu intensiver Psychotherapie bei akuter Trauer
- Trauerarbeit in der Übertragung durch begrenzte Therapiedauer

• Die möglichst konkrete Beschreibung der *Umstände* des Verlustes, der Hoffnungen, Vorstellungen und Erwartungen an das verlorene Kind hilft, die Realität des Verlustes anzuerkennen *(Frau F.)* und ihn emotional zu durchleben.

• Hierzu trägt die Klärung der Beziehung und *Einstellungen* zum verlorenen Kind bei.

• Eigene Erklärungsversuche für die Fehl- oder Totgeburt geben Hinweise auf Schuldgefühle, die die Verarbeitung blockieren. Häufig liegt ihnen eine zwiespältige Einstellung zum verlorenen Kind zugrunde. Wie bei *Frau H.* erschließt sich oft die unbewußte Bedeutung des verlorenen Kindes erst aus der sorgfältigen Familienanamnese der Geschwisterkonstellationen der Patientin. Zu beobachten ist eine Tendenz, sich mit dem Kind zu identifizieren, das in der gleichen Position der Geburtenfolge ist. Zwiespältige Gefühle gegenüber Geschwistern können sich unbewußt auf das erwartete Kind richten (Aberbanel, 1983).

• Zu eruieren sind frühere, möglicherweise ungelöste Verluste, die zu erhöhter Verwundbarkeit und eingeschränkten Bewältigungsmöglichkeiten beitragen. Anzusprechen sind auch Fehl- oder Totgeburten der Mutter der Patientin und der Tod von Geschwistern (z.B. bei "Lücken" in der Geschwisterreihe) und der Umgang damit in der Familie.

• Wichtig ist, sich ein genaues Bild über die *Folgen* des Verlustes für das eigene Selbstkonzept, Lebensentwürfe und Beziehungen zu Schlüsselpersonen zu machen. Dient die Schwangerschaft dazu, einen subjektiv erlebten Mangel an Weiblichkeit zu kompensieren, oder sich aus einer zwiespältigen und engen Bindung zur eigenen Mutter abzulösen, können Unsicherheiten in der weiblichen Identität oder ein latent negatives Selbstbild verstärkt werden. Naheliegender als eine psychogenetische Interpretation (Deutsch, 1945) scheint zu sein, daß gerade bei diesen Frauen durch den Schwangerschaftsverlust frühere Gefühle der Unterlegenheit und Beschämung gegenüber der Mutter, die Babys bekommen kann (im Rahmen ödipaler Rivalität) und damit ein latent negatives Selbstbild aktiviert wird (Horowitz et al., 1980), als mangelhaft und wertlos oder böse und zerstörerisch.

• Die empathische Zuwendung des Therapeuten gibt der Patientin die Möglichkeit, Traurigkeit, Ärger, scham- und schuldbesetzte *Gefühle auszudrücken*. Steht die Trauer der Patientin über den Verlust im Vordergrund, findet sich in der *Gegenübertragung* eine Tendenz, mit wiederbelebter eigener Trauer oder Rührung zu reagieren. Tiefe Hilflosigkeit und Verzweiflung kann das Bedürfnis beim Therapeuten auslösen, voreilig zu handeln, zu trösten oder sich zu distanzieren. In der Literatur wird die Bedeutung der Entwicklung einer positiven Übertragung für eine Trauertherapie betont, die nicht gedeutet werden müsse (Leon, 1990; Volkan, 1980). Idealisierung des Therapeuten und negative Übertragungen mit Ärger, Feindseligkeit und Vorwurf können dazu dienen, um Trauer und unerträgliche Scham oder Schuld abzuwehren, die zum vorzeitigen Abbruch der Therapie führen können. Dies kann beim Therapeuten eigene Gefühle von Schuld und Unzulänglichkeit auslösen und ihn zu einer unkritischen Übereinstimmung mit der Überzeugung der Patientin verleiten, für den Abort verantwortlich zu sein (im Sinne eines "psychogenetischen" Modells) oder zu einer unrealistisch zuversichtlichen Sichtweise der Beurteilung der Chancen einer erneuten Schwangerschaft.

• *Gegenstände* können helfen, gerade diesen "unfaßbaren" Verlust zu *konkretisieren*: Erinnerungen an das verlorene Kind (Fotos, Ultraschallaufnahmen), "Tröster" (z.B. Stofftiere, die ihm zugedacht waren) oder "Brückenobjekte", die unbewußt eine Verbindung zum verlorenen Kind herstellen (Volkan, 1981).

Auf sich gestellt und überfordert mit der Versorgung ihres ersten Kindes vermied Frau P., sich mit dem Tod ihrer 2. Tochter auseinanderzusetzen, die im 3. Lebensmonat an plötzlichem Kindstod (SIDS) verstarb. Sie trug jahrelang Fotos ihres verstorbenen Babys bei sich, ohne sie aber jemals anzuschauen, und verbarg sie schließlich unbesehen in einer Schublade. 10 Jahre später verschlimmerten sich nach dem Tod eines Haustieres ihre Angstzustände so stark, daß sie wegen Panikzuständen mit zahlreichen körperlichen Beschwerden zur stationären Psychotherapie kam. Unter großen Ängsten überwand sie ihre Vermeidung, und brachte die Bilder ihrer Tochter in die Therapie mit, wo sie sie erstmals anschaute. Dies ermöglichte ihr, intensiv über den Tod ihrer Tochter zu trauern, darüber mit ihrem Mann zu sprechen, und es kam zu einer deutlichen Symptombesserung.

• Das Gefühl von Insuffizienz wird verstärkt, wenn der Verlust tiefgreifende Beziehungsstörungen oder Verhaltensauffälligkeiten bei vorhandenen Kindern nach sich zieht. Hierzu kann die Verschiebung von Wut auf *vorhandene Kinder* oder depressiver Rückzug der Mutter beitragen. Mangelnde Erklärung vermag kindliche Fehlvorstellungen (z.B. am Tod des erwarteten Geschwisters durch Rivalitäts- und Neidgefühle schuldig zu sein), Todes- und Verlustängste (ebenso gefährdet zu sein) fördern. Die *Identifikation mit dem Therapeuten* als kompetente, zugewandte Elternfigur ermöglicht, das angeschlagene mütterliche Selbstvertrauen durch die Zuwendung zu bereits vorhandenen Kindern und Hilfe bei deren Überwindung des Verlustes wieder herzustellen bzw. Zuversicht für eine künftige Schwangerschaft zu gewinnen.

• Daß angebotene Beratungsgespräche vor allem von den betroffenen *Müttern* in Anspruch genommen werden, ist nicht alleine durch ihre höhere Belastung, sondern auch den unterschiedlichen Umgang der Partner mit dem Verlust zu erklären. Vielfach begleiten Männer ihre Partnerin zur Beratung aus Besorgnis um sie, wenn sie keinen eigenen Wunsch nach einer Hilfestellung haben. Zur Überforderung der Anpassungsfähigkeit des Paares kommt es besonders dann, wenn der Verlust bereits durch Enttäuschungen über einen komplikationsreichen Schwangerschaftsverlauf, frühere, fehlgegangene Schwangerschaften oder dysfunktionale Beziehungsmuster kompliziert wird. Für das Kompetenzgefühl als Elternpaar kann es besonders verheerend wirken, wenn es das erste gemeinsame Kind verliert. Besonders belastend ist es, wenn infolge von Fertilitätsproblemen oder aus gesundheitlichen Gründen eine neuerliche Schwangerschaft nicht ratsam oder gar unmöglich erscheint.

Gerade wenn Schuld-, Versagens- und Schamgefühl die Verständigung des Paares blockieren (*Fallbeispiel O.*), erscheint die *Einbeziehung* des Partners sinnvoll, um unterschiedliche Verarbeitungsformen gegenseitig anzuerkennen und den gemeinsamen Umgang mit dem Verlust zu klären. Das Spektrum reicht von Einbeziehung in Informationsgespräche über Paarberatung zur -therapie. Auch wenn unterschiedliche geschlechtsspezifische Verarbeitungsformen die Möglichkeiten der gemeinsamen Verlustverarbeitung durch das Paar begrenzen, so vermag häufig erst die Einbeziehung des Partners helfen, natürliche Hilfsquellen zu erschließen und anstelle von Entfremdung und Mißverständnis gegenseitige Unterstützung zu finden. Sind bereits Kinder vorhanden, ermöglicht die Hilfe bei deren Bewältigung des Verlustes, Kompetenz und elterliches Selbstwertgefühl zurückzugewinnen. Wenn es gelingt, Trauer, Enttäuschung und Ärger miteinander zu teilen, kommt es zu einer Annäherung und Vertiefung ihrer Beziehung.

- Als Vorgehen in einer *neuerlichen Schwangerschaft* hat sich bewährt, sorgfältig mit der Schwangeren alle Hinweise durchzugehen, die ihr die Unterscheidung zwischen der aktuellen und der früheren Schwangerschaft ermöglichen, um so ihr Vertrauen in ihre Fähigkeit zu stärken, diese Schwangerschaft austragen zu können. In der neueren psychoanalytischen Literatur werden gegenüber früheren Auffassungen die Aussichten einer Psychotherapie oder -analyse in der Schwangerschaft als günstig beurteilt (Goldberger, 1991).
- Selbst wenn tiefgreifendere neurotische Entwicklungen ersichtlich werden, ist die *Bereitschaft* zu intensiver Psychotherapie begrenzt, wenn Patientinnen durch ihre *akute Trauer* beansprucht sind. Durch die psychischen und körperlichen Veränderungen der Schwangerschaft ist nicht selten ein Zustand von Regression und Abwehrschwäche festzustellen, der sich in bedrängenden (intrusiven) Gedanken ausdrücken kann. Zur Kränkung durch die vermeintliche Insuffizienz des eigenen Körpers kann die Empfehlung zur Psychotherapie die Angst wecken, auch noch seelisch insuffizient zu sein (*Frau H.*).
- Eine *zeitlich begrenzte* Therapie erscheint vielen Patientinnen daher akzeptabler. Vielfach reicht eine eingehende psychologische Beratung aus, um die eigenen oder Paarbewältigungsmöglichkeiten anzustoßen. Gerade die Begrenzung des therapeutischen Angebots gibt in einer fokalen Therapie die Möglichkeit, in der Übertragung Trauerarbeit zu leisten. Dies kann als "Modell" dienen, um mit der Begrenzung der realen Lebensmöglichkeiten aufgrund des erlittenen Verlustes und dem Abschied vom verlorenen Kind umzugehen. In einigen Fällen erscheint nach Abschluß dieser Therapiephase eine spätere, intensivere Langzeittherapie sinnvoll. In der akuten Krisensituation nimmt selbst in zeitbefristeten Psychotherapien die Fortsetzung der begonnenen Neuorientierung von Beziehungen zu den primären Bezugspersonen, dem Partner, vorhandenen Kindern und eigenen Zukunftsvorstellungen gegenüber der Trauer über den Verlust breiten Raum ein und bietet die Chance, die Krisensituation konstruktiv zu nutzen.

Literaturverzeichnis

Abarbanel, J. (1983). The revival of the sibling experience during the mother's second pregnancy. *The Psychoanalytic Study of the Child, 38,* 353-379.

Adler, N. E., David, H. P., Major, B. N., Roth, S. H., Russo, N. F. & Wyatt, G. E. (1990). Psychological responses after abortion. *Science, 248,* 41-44.

Arbeitsgruppe "Der frühe Tod von Kindern" (Hrsg.). (1994). *Wenn das Leben mit dem Tod beginnt.* Elwin Staude, Hannover.

Aries, P. (1980). *Geschichte des Todes.* München: Carl Hanser.

Bacque, M.-F. (1994). *Mut zur Trauer.* München, Zürich, London: Artemis & Winkler.

Ballou, J. (1978). The significance of reconciliative themes in the psychology of pregnancy. *Bulletin of the Menninger Clinic, 42,* 383-413.

Beck-Gernsheim, E. (1994). Prädiktive Medizin: Ist Wissen besser als Nicht-Wissen? In H. Kentenich, M. Rauchfuß & P. Diederichs (Hrsg.), *Psychosomatische Gynäkologie und Geburtshilfe 1993/94* (S. 97-105). Berlin, Heidelberg, New York: Springer.

Benfield, D. G., Leib, S. A. & Vollman, J. H. (1978). Grief response of parents to neonatal death and parent participation in deciding care. *Pediatrics, 62,* 171-177.

Best, K. E. (1981). Grief in response to prenatal loss: an argument for the earliest maternal attachment. *Dissertation Abstracts International, 42,* 2560.

Best, K. E. & Kellner, K. R. (1982). The forgotten grief: A review of the psychology of stillbirth. *American Journal of Orthopsychiatry, 52,* 420-429.

Best, K. E. & Vere, C. van de (1987). The hidden family grief: An overview of grief in the family following perinatal death. *International Journal of Family Psychiatry 7,* 419-437.

Beutel, M. (1991). Zur Psychobiologie von Trauer und Verlustverarbeitung - Neuere immunologische und endokrinologische Zugangswege und Befunde. *Psychotherapie, Psychosomatik, Medizinische Psychologie, 41,* 267-277.

Beutel, M. (1994). Besonderheiten und Chancen der Psychotherapie nach Spontanabort. *Psychotherapeut, 39,* 10-16.

Beutel, M. (1995). Verarbeitung von Spontanabort und Totgeburt in der Partnerschaft - Schlußfolgerungen für Paarberatung und -therapie. *Psychotherapeut, 40,* 291-297.

Beutel, M. & Deckardt, R. (1995). Ärztliche Betreuung nach Spontanabort. *Geburtshilfe und Frauenheilkunde, 55,* M93-M95.

Beutel, M., Deckardt, R., Schaudig, K., Franke, S. & Zauner, R. (1992). Trauer, Depressivität und Angst nach einem Spontanabort - Eine Studie über systematische Erfassung und Einflußfaktoren. *Psychotherapie, Psychosomatik, Medizinische Psychologie, 42,* 158-166.

Beutel, M., Deckardt, R., Schaudig, K. & Rolvering, M. (1993). Chronische Trauer nach einem Spontanabort: Ergebnisse einer Längsschnittstudie nach 13 Monaten. *Psychotherapie, Psychosomatik, Medizinische Psychologie, 44,* 411-419.

Beutel, M., Deckardt, R., Rad, M. von & Weiner, H. (im Druck a). Grief and depression after miscarriage: Their separation, antecedents and course. *Psychosomatic Medicine.*

Beutel, M., Weiner, H., Will, H. & Rad, M. von (1995b). Erfassung von Trauer am Beispiel des Verlustes einer Schwangerschaft: Entwicklung und erste Ergebnisse zur Validität der Münchner Trauerskala. *Psychotherapie, Psychosomatik, Medizinische Psychologie, 45,* 295-302.

Beutel, M., Willner, H., Deckardt, R. & Rad, M. von (im Druck b). Similarities and differences in couples' grief reactions following a miscarriage: Results from a longitudinal study. *Journal of Psychosomatic Research.*

Beutel, M., Kuse-Isingschulte, M., Hahlweg, B. & Stauber, M. (1995a). Verarbeitung einer Totgeburt: Komplikationen, Risikomerkmale und Möglichkeiten ärztlicher Hilfen. *Therapeutische Umschau, 52,* 114-118.

Beutel, M. & Weiner, H. (1993). Trauer und Depression nach einem Objektverlust - ein Beitrag zur Begriffsklärung und klinischen Unterscheidung. *Forum der Psychoanalyse, 9,* 223-238.

Beutel, M., Willner, H., Deckardt, M., Rad, M. von & Weiner, H. (1995c). Couples' grief after early pregnancy loss-results from a 12-months follow-up study. In D. Richter & P. Nijs (Eds.), *Advanced Research in Psychosomatic Obstetrics and Gynecology* (pp. 49-56). Leuven/Belgium: Uitgeverij Peeters.

Bibring, G., Dwyer, T., Huntington, D. & Valenstein, A. (1961). A study of the psychological processes in pregnancy and the earliest mother-child relationship. *Psychoanalytic Study of the Child, 16,* 9-24.

Black, R. B. (1989). A 1 and 6 month follow-up of prenatal diagnosis patients who lost pregnancies. *Prenatal Diagnosis, 9,* 795-804.

Black, R. B. (1991). Women's voices after pregnancy loss: Couples' patterns of communication and support. *Social Work in Health Care, 16,* 19-36.

Black, R. B. (1992). Seeing the baby: The impact of ultrasound technology. *Journal of Genetic Counseling, 1,* 45-54.

Borg, S. & Lasker, J. (1987). *Glücklose Schwangerschaft.* Rat und Hilfe bei Fehlgeburt, Totgeburt und Mißbildung. Frankfurt, Berlin: Ullstein.

Bornstein, P. E., Clayton, P. J., Halikas, J. A., Maurice, W. L. & Robins, E. (1973). The depression of widowhood after 13 months. *British Journal of Psychiatry, 122,* 561-566.

Bourne, S. (1968). The psychological effects of stillbirths on women and their doctors. *Journal of the Royal College of General Practitioners, 16,* 103-112.

Bourne, S. & Lewis, E. (1984). Pregnancy after stillbirth or neonatal death. *Lancet, 2,* 31-33.

Bowlby, J. (1987). *Verlust, Trauer und Depression.* Frankfurt: Fischer.

Brocher, T. (1985). *Wenn Kinder trauern.* Reinbek: Rowohlt.

Brown, G. W. & Harris, T. (1986). Establishing causal links: The Bedford College studies of depression. In H. Katschnig (Ed.), *Life events and psychiatric disorders: Controversial issues* (pp. 107-187). Cambridge, UK: Cambridge University Press.

Brown, J. T. & Stoudemire, G. A. (1983). Normal and pathological grief. *Journal of the American Medical Association, 250,* 378-382.

Cain, A. C., Erickson, M., Fast, I. & Vaughan, R. (1964). Children's disturbed reactions to their mother's miscarriage. *Psychosomatic Medicine, 26,* 58-66.

Cain, A. C. & Cain, B. S. (1964). On replacing a child. *Journal of the American Academy of Child Psychiatry, 3,* 433-456.

Campbell, S., Reading, A. E., Cox, D. N., Sledmere, C. M., Mooney, R., Chudleigh, P., Beedle, J. & Ruddick, H. (1982). Ultrasound scanning in pregnancy: the short-term psychological effects of early real-time scans. *Journal of Psychosomatic Obstetrics and Gynaecology, 1,* 57-61.

Carr-Gregg, M. & Lennox, N. (1993). Perinatal death and the grief of a father. *Australian Family Physician, 22,* 1187-1194.

Carson, S. A. (1993). Nongenetic causes of pregnancy loss. In C.-C. Lin, M. S. Verp & R. E. Sabbagha (Eds.), *The high-risk fetus* (pp. 112-126). New York: Springer.

Clarke, M. & Williams, A. J. (1979). Depression in women after perinatal death. *Lancet, 1,* 916-917.

Clayton, P. J. (1990). Bereavement and depression. *Journal of Clinical Psychiatry, 51,* 34-40 (Suppl.).

Clayton, P. J. & Darvish, H. S. (1979). Course of depressive symptoms following the stress of bereavement. In J. E. Barett, R. M. Rose & G. L. Klerman (Eds.), *Stress and mental disorder* (pp. 121-136). New York: Raven press.

Condon, J. T. (1986). Management of established grief reactions after stillbirth. *American Journal of Psychiatry, 143,* 987-992.

Condon, J. T. (1987). Prevention of emotional disability following stillbirth - The role of the obstetrical team. *Australian and New Zealand Journal of Obstetrics and Gynaecology, 27,* 323-329.

Condon, J. T. & Dunn, D. J. (1988). Nature and determinants of parent-to-infant attachment in the early postnatal period. *Journal of the American Academy of Child and Adolescent Psychiatry, 27,* 293-299.

Corney, R. T. & Horton, F. T. (1974). Pathological grief following spontaneous abortion. *American Journal of Psychiatry, 131,* 825-827.

Coste, J., Job-Spira, N. & Fernandez, H. (1991). Risk factors for spontaneous abortion: a case-control study in France. *Human Reproduction, 6,* 1332-1337.

Cuisinier, M. C. J., Kuijpers, J. C., Hoogduin, C. A. L., Graauw, C. P. H. M. & Janssen, H. J. E. M. (1993). Miscarriage and stillbirth: time since loss, grief intensity and satisfaction with care. *European Journal of Gynecology & Reproductive Biology, 52,* 163-168.

Cummings, D. D. (1984). The effects of miscarriage on a man. *Emotional First Aid, 1,* 47-50.

Cutrona, C. E. (1983). Causal attributions and perinatal depression. *Journal of Abnormal Psychology, 92,* 161-172.

Darwin, C. (1872). *Der Ausdruck der Gemüthsbewegungen bei dem Menschen und den Tieren.* Nördlingen: Greno (1986).

Davis, D. L., Stewart, M. & Harmon, R. J. (1989). Postponing pregnancy after perinatal death: perspectives on doctor advice. *Journal of the American Academy of Child and Adolescent Psychiatry, 28,* 481-487.

Day, D. R. & Hooks, D. (1987). Miscarriage: A special type of family crisis. *Family Relations, 36,* 305-310.

Deckardt, R., Beutel, M. & Schaudig, K. (1994). Psychische Langzeitfolgen nach Spontanabort: Helfen medizinische Betreuung, neuerliche Schwangerschaft und Entbindung wirklich bei der Trauerverarbeitung? *Geburtshilfe und Frauenheilkunde, 54,* 347-354.

Deutsch, H. (1945). *The psychology of women.* New York: Grune & Stratton.

Diagnostische Kriterien und Differentialdiagnosen des DSM-III (1989). Weinheim: Beltz.

Dyregov, A. (1990). Parental reactions to the loss of an infant child: A review. *Scandinavian Journal of Psychology, 31,* 266-280.

Dyregov, A. & Matthiesen, S. B. (1987a). Anxiety and vulnerability in parents following the death of an infant. *Scandinavian Journal of Psychology, 28,* 16-25.

Dyregov, A. & Matthiesen, S. B. (1987b). Similarities and differences in mothers' and fathers' grief following the death of an infant. *Scandinavian Journal of Psychology, 28,* 1-15.

Edwards, D. R. L., Porter, S.-A. & Stein, G. S. (1994). A pilot study of postnatal depression following caeserean section using two retrospective self-rating instruments. *Journal of Psychosomatic Research, 38,* 111-117.

Eicke-Spengler, M. (1977). Zur Entwicklung der psychoanalytischen Theorie der Depression. *Psyche, 31,* 1079-1125.

Elder, S. H. & Laurence, K. M. (1993). The impact of supportive intervention after second trimester termination of pregnancy for fetal abnormality. *Prenatal Diagnosis, 11,* 47-54.

Ellgring, H. (1989). *Nonverbal communication in depression.* Cambridge, New York: Cambridge University Press.

Erikson, E. H. (1966). *Identität und Lebenszyklus.* Frankfurt: Fischer.

Fenichel, O. (1946). *The psychoanalytic theory of neurosis.* London: Routledge & Kegan Paul (1977).

Forrest, C., Standish, E. & Baum, J. D. (1982). Support after perinatal death: a study of support and counselling after perinatal bereavement. *Medical Practice, 285,* 1475-1479.

Franco, K., Campbell, N., Tamburrino, M., Jurs, S., Pentz, J. & Evans, C. (1989). Anniversary reactions and due date responses following abortion. *Psychotherapy and Psychosomatics, 52,* 151-154.

Freud, S. (1914). Zur Einführung des Narzißmus. *Gesammelte Werke Bd. 10* (S. 137-170). Frankfurt: Fischer.

Freud, S. (1917). Trauer und Melancholie. *Gesammelte Werke Bd. 10* (S. 427-446). Frankfurt: Fischer.

Freud, S. (1968). *Briefe 1873-1939*, hrsg. v. E. Freud & L. Freud. Frankfurt: Fischer.

Frick-Bruder, V. & Schütt, E. (1992). Zur Psychologie des männlichen Kinderwunsches. *Psychotherapie, Psychosomatik, Medizinische Psychologie, 42,* 221-227.

Friedman, T. & Gath, D. (1989). The psychiatric consequences of spontaneous abortion. *British Journal of Psychiatry, 155,* 810-813.

Gitlin, M. J. & Pasnau, R. O. (1989). Psychiatric syndromes linked to reproductive function in women: A review of current knowledge. *American Journal of Psychiatry, 146,* 1413-1422.

Goebel, P. (1984). *Abbruch der ungewollten Schwangerschaft - Ein Konfliktlösungsversuch?* Berlin, Heidelberg, Tokyo: Springer.

Goldberger, M. (1991). Pregnancy during analysis - Help or hindrance? *Psychoanalytic Quarterly, 55,* 207-226.

Grimm, E. R. (1962). Psychological investigation of habitual abortion. *Psychosomatic Medicine, 24,* 369-378.

Gruen, A. (1993). *Der frühe Abschied.* Eine Deutung des Plötzlichen Kindstodes. München: dtv.

Haas, E. (1990). Orpheus und Eurydike. Vom Ursprungsmythos des Trauerprozesses. *Jahrbuch der Psychoanalyse, 26,* 230-252.

Hahlweg, B. C. (1994). Verlust eines Kindes - psychische Reaktionen vor und nach Abbruch einer Schwangerschaft nach Indikationsstellung. In H. Kentenich, M. Rauchfuß & P. Diederichs (Hrsg.), *Psychosomatische Gynäkologie und Geburtshilfe 1993/94* (S. 168-172). Berlin, Heidelberg, New York: Springer.

Hall, R. C. W., Beresford, T. P. & Quinones, J. E. (1987). Grief following spontaneous abortion. *Psychiatric Clinics of North America, 10,* 405-419.

Heine, O., Mueller-Eckhardt, G. & Neppert, J. (1989). Diagnostik bei Patientinnen mit habituellem Abort. *Geburthilfe und Frauenheilkunde, 49,* 141-148.

Helsing, K. J., Szklo, M. & Comstock, G. W. (1981). Factors associated with mortality after widowhood. *American Journal of Public Health, 71,* 183-197.

Helström, L. & Victor, A. (1987). Information and emotional support for women after miscarriage. *Journal of Psychosomatic Obstetrics and Gynaecology, 7,* 93-98.

Hertz, D. G. (1973). Rejection of motherhood. *Psychosomatics, 14,* 241-244.

Hodge, S. (1989). Waiting for the amniocentesis. *The New England Journal of Medicine, 320,* 63-64.

Holzgreve, W., Tercanli, S., Gänshirt-Ahlert, D. & Miny, P. (1994). Die aktuellen Möglichkeiten der pränatalen Diagnostik. In H. Kentenich, M. Rauchfuß & P. Diederichs (Hrsg.), *Psychosomatische Gynäkologie und Geburtshilfe 1993/94* (S. 83-96). Berlin, Heidelberg, New York: Springer.

Homer, C. J., James, S. A. & Siegel, E. (1990). Work-related psychological stress and risk of preterm, low birthweight delivery. *American Jounral of Public Health, 80,* 173-177.

Horowitz, M. J., Wilner, N., Marmar, C. & Krupnick, J. (1980). Pathological grief and the activation of latent self-images. *American Journal of Psychiatry, 137,* 1157-1162.

House, J. S., Landis, K. R. & Umberson, D. (1988). Social relationships and health. *Science, 241,* 540-545.

Hutti, M. H. (1988). A quick reference table to assist families to cope with pregnancy loss or neonatal death. *Birth, 15,* 33-35.

Iles, S. (1989). The loss of early pregnancy. *Bailliere's Clinical Obstetrics and Gynaecology, 3*, 769-790.

Internationale Klassifikation psychischer Störungen (ICD-10)(1991). In H. Dilling, W. Mombour & M. H. Schmidt (Hrsg.). Bern, Göttingen, Toronto: Hans Huber.

Jacobs, S., Hansen, F., Kasl, S., Ostfeld, A., Berkman, L. & Kim, K. (1990). Anxiety disorders during acute bereavement: Risk and risk factors. *Journal of Clinical Psychiatry, 51,* 269-274.

Jacobson, E. (1983). *Depression.* Frankfurt: Suhrkamp.

Javert, C. T. (1958). Prevention of habitual spontaneous abortion with early prenatal care. *Bulletin of the New York Academy of Medicine, 34,* 747-756.

Jorch, G. (1994). Plötzlicher Kindstod. *Monatsschrift für Kinderheilkunde, 142,* 137-147.

Kaprio, J., Koskenvuo, M. & Rita, H. (1987). Mortality after bereavement: A prospective study of 95647 widowed persons. *American Journal of Public Health, 77,* 283-287.

Kast, V. (1982). *Trauern.* Phasen und Chancen des psychischen Prozesses. Stuttgart: Kreuz Verlag.

Kemeny, M. E., Weiner, H., Taylor, S. E., Schneider, S., Visscher, B. & Fahey, J. (1994). Repeated bereavement, depressed mood and immune parameters in HIV seropositive and seronegative homosexual men. *Health Psychology, 13,* 14-24.

Kennell, J., Marshall, K., McGrath, S., Robertson, S. & Hinkley, C. (1991). Continuous emotional support during labor in a US hospital. *Journal of the American Medical Association, 265,* 2197-2201.

Kennell, J. H., Slyter, H. & Klaus, M. H. (1970). The mourning response of parents to the death of a newborn infant. *The New England Journal of Medicine, 283,* 344-349.

Kestenberg, J. (1976). Regression and reintegration in pregnancy. *Journal of the American Psychoanalytic Association, 24,* 213-250.

Kim, K. & Jacobs, S. (1991). Pathologic grief and its relationship to other psychiatric disorders. *Journal of Affective Disorders, 21,* 257-263.

Klein, M. (1940). Mourning and its relation to manic-depressive states. *International Journal of Psychoanalysis, 21,* 125-153.

Krause, R. (1990). Psychodynamik der Emotionsstörungen. In K. R. Scherer (Hrsg.), *Enzyklopädie der Psychologie, C/IV/3, Psychologie der Emotionen* (S. 630-705). Göttingen: Hogrefe.

Krebber, I. (1994). *Wer kennt meine Trauer?* Wenn der Tod den Eltern ihre Kinder nimmt. Freiburg, Basel, Wien: Herder.

Kuse-Isingschulte, M. W., Beutel, M., Hahlweg, B. C. & Stauber, M. (im Druck). Zur psychischen Verarbeitung einer Totgeburt. *Geburtshilfe und Frauenheilkunde.*

Läpple, M. (1989). Bewältigungsverhalten bei Frauen mit Fehlgeburt bzw. Spontanaborten und rezidivierenden Spontanaborten. *Psychotherapie, Psychosomatik, Medizinische Psychologie, 39,* 348-355.

Läpple, M. & Krumbacher, K. (1988). Medizinische, psychische und psychosoziale Faktoren bei Spontanaborten (SA) und rezidivierenden Spontanaborten (RSA) bzw. habituellen Aborten (HA). *Zentralblatt der Gynäkologie, 110,* 1416-1427.

Lake, M., Knuppel, R. A., Murphy, J. & Johnson, T. M. (1983). The role of a grief support team following stillbirth. *American Journal of Obstetrics and Gynecology, 146,* 877- 881.

LaRoche, C., Lalinec-Michaud, M., Engelsmann, F., Fuller, N., Copp, M., Mcquade-Soldatos, L. & Azima, R. (1984). Grief reactions to perinatal death - A follow-up study. *Canadian Journal of Psychiatry, 29,* 14-19.

Lasker, J. N. & Toedter, L. J. (1991). Acute versus chronic grief: The case of pregnancy loss. *American Journal of Orthopsychiatry, 61,* 510-522.

Leifer, M. (1977). Psychological changes accompanying pregnancy and motherhood. *Genetic Psychology Monographs, 95,* 55-96.

Leon, I. G. (1990). *When a baby dies.* Psychotherapy for pregnancy and newborn loss. New Haven and London: Yale University press.

Leon, I. G. (1992a). Perinatal loss. A critique of current hospital practices. *Clinical Pediatrics, 31,* 366-374.

Leon, I. G. (1992b). The psychoanalytic conceptualization of perinatal loss: A multidimensional model. *American Journal of Psychiatry, 149,* 1464-1472.
Leppert, P. C. & Pahlka, B. S. (1984). Grieving characteristics after spontaneous abortion: A management approach. *Obstetrics and Gynaecology, 64,* 119-122.
Lester, E. & Notman, M. (1986). Pregnancy, developmental crisis, and object relations: Psychoanalytic considerations. *International Journal of Psychoanalysis, 67,* 357-366.
Levav, I., Friedlander, Y., Kark, J. D. & Peritz, C. (1988). An epidemiologic study of mortality among bereaved parents. *The New England Journal of Medicine, 319,* 457-461.
Levin, J. S & De Frank, R. S. (1988). Maternal stress and pregnancy outcomes: A review of the psychological literature. *Journal of Psychosomatic Obstetrics and Gynaecology, 9,* 3-16.
Levin, S. (1967). Einige Vorschläge zur Behandlung depressiver Patienten. *Psyche, 21,* 393-418.
Levy, V. (1987). The maternity blues in post-partum and post-operative women. *British Journal of Psychiatry, 151,* 368-372.
Lewis, E. & Page, A. (1978). Failure to mourn a stillbirth: An overlooked catastrophe. *British Journal of Medical Psychology, 51,* 237-241.
Lilford, R. J., Stratton, P., Godsil, S. & Prasad, A. (1994). A randomised trial of routine versus selective counselling in perinatal bereavement from congenital disease. *British Journal of Obstetrics and Gynaecology, 101,* 291-296.
Lindemann, E. (1944). Symptomatology and management of acute grief. *American Journal of Psychiatry, 101,* 141-148.
Lothrop, H. (1992). *Gute Hoffnung - jähes Ende.* München: Kösel.
Lovell, A. (1983). Some questions of identity: Late miscarriage, stillbirth and perinatal loss. *Social Science and Medicine, 17,* 755-761.
Lumley, J. (1980). The image of the fetus in the first trimester. *Birth and the Family Journal, 7,* 5-14.
Lund, D. A., Dimond, M. F., Caserta, M. S., Johnson, R. J., Poulton, J. L. & Connelly, J. R. (1985/86). Identifying elderly with coping difficulties after two years of bereavement. *Omega, 15,* 213-224.
Maier, W. (1981). Perinatale Mortalität und Müttersterblichkeit. In O. Käser, & V. Friedberg (Hrsg.), *Schwangerschaft und Geburt 2.* (S. 20.1-20.10). Stuttgart, New York: Georg Thieme Verlag.
Mandell, F., Mcanulty, E. & Reece, R. M. (1980). Observations of paternal response to sudden unanticipated infant death. *Pediatrics, 65,* 221-225.
Mann, E. C. (1959). Habitual Abortion. *American Journal of Obstetrics and Gynecology, 77,* 706-718.
Marteau, T.M., Kidd, J., Cook, R., Michie, S., Johnston, M., Slack, J. & Shaw, R. W. (1992). Psychological effects of having an amniocentesis: are these

due to the procedure, the risk or the behaviour? *Journal of Psychosomatic Research, 36,* 395-402.

Menke, J. A. & McClead, R. E. (1990). Perinatal grief and mourning. *Advances in Pediatrics, 37,* 261-282.

Menne, K. & Moersch, E. (1980). Psychoanalytische Erfahrungen aus der Supervision von Schwangerschaftskonflikt-Beratungen. *Psyche, 34,* 121-151.

Miller, W. H. (1993). The male perspective. In D. E. Stewart & N. L. Stotland (Eds.), *Women's Health Care.* The Interface between psychiatry and Obstetrics and Gynecology (pp. 375-389). Washington, DC: American Psychiatric press, Inc.

Moeller, M. L. (1988). *Die Wahrheit beginnt zu zweit.* Das Paar im Gespräch. Rowohlt: Reinbek.

Molinski, H. (1988). Psychosomatische Aspekte bei Fehlgeburt. *Gynäkologe, 21,* 273-275.

Murray, J. & Callan, V. J. (1988). Predicting adjustment to perinatal death. *British Journal of Medical Psychology, 61,* 237-244.

Muth, C., Exler, U., Miny, P. & Holzgreve, W. (1989). Die psychische Verarbeitung eines Schwangerschaftsabbruchs aus genetischer Indikation im zweiten Trimenon. *Zeitschrift für Geburtshilfe und Perinatologie, 193,* 96-99.

Najman, J. K., Vance, J. C., Boyle, F., Embleton, G., Foster, B. & Thearle, J. (1993). The impact of child death on marital adjustment. *Social Science and Medicine, 37,* 1005-1010.

Neugebauer, R., Kline, J., O'Connor, P., Shrout, P., Johnson, J., Skodol, A., Wicks, J. & Susser, M. (1992). Depressive symptoms in women in the six months after miscarriage. *American Journal of Obstetrics and Gynecology, 166,* 104-109.

Nicol, M. T., Tompkins, J. R., Campbell, N. A. & Syme, G. J. (1986). Maternal grieving response after perinatal death. *Medical Journal of Australia, 144,* 287-289.

Niswander, K. R. (1981). *Obstetrics.* Boston: Little, Brown & Company.

Nuss, W. S. & Zubenko, G. S. (1992). Correlates of persistent depressive symptoms in widows. *American Journal of Psychiatry, 149,* 346-351.

O'Hara, M. W. (1987). Postpartum 'blues', depression and psychosis: A review. *Journal of Psychosomatic Obstetrics and Gynaecology, 7,* 205-227.

O'Hara, M. W., Schlechte, J. A., Lewis, D. A. & Varner, M. W. (1991). Controlled prospective study of postpartum mood disorders: psychological, environmental and hormonal variables. *Journal of Abnormal Psychology, 100,* 63-73.

Omer, H. & Everly, G. S. (1988). Psychological factors in preterm labor: Critical review and theoretical synthesis. *American Journal of Psychiatry, 145,* 1507-1513.

Osofsky, H. (1982). Expectant and new fatherhood as a developmental crisis. *Bulletin of the Menninger Clinic, 46,* 209-230.

Osterweis, M., Solomon, F. & Green, M. (1987). Bereavement reactions, consequences and care. In S. Zisook (Ed.), *Biopsychosocial aspects of bereavement* (pp. 3-19). Washington: American Psychiatric Press.

Ostfeld, B. M., Ryan, T., Hiatt, M. & Hegyi, T. (1993). Maternal grief after sudden infant death syndrome. *Developmental and Behavioral Pediatrics, 14,* 156-162.

Parkes, C. M. & Brown, R. J. (1972). Health after bereavement. *Psychosomatic Medicine, 34,* 449-461.

Parkes, C. M. & Weiss, R. S. (1983). *Recovery from bereavement.* Basic Books, New York.

Paulley, J. W. (1983). Pathological mourning: A key factor in the psychopathogenesis of autoimmune disorders. *Psychotherapy and Psychosomatics, 40,* 181-190.

Peppers, L. G. & Knapp, R. J. (1980). Maternal reactions to involuntary fetal/infant death. *Psychiatry, 43,* 155-159.

Petersen, P. (1991). Schwangerschaftsabbruch im Erleben des durchführenden Arztes. *Deutsches Ärzteblatt, 88,* 126-128.

Petitti, D. B. (1987). The epidemiology of fetal death. *Clinical Obstetrics and Gynecology, 30,* 253-158.

Pfost, K. S., Stevens, M. J. & Lum, C. U. (1990). The relationship of demographic variables, antepartum depression and stress to postpartum depression. *Journal of Clinical Psychology, 46,* 588-592.

Pines, D. (1972). Pregnancy and motherhood: Interaction between fantasy and reality. *British Journal of Medical Psychology, 45,* 333-343.

Pines, D. (1990). Schwangerschaft, Fehlgeburt und Abtreibung: eine psychoanalytische Perspektive. *Zeitschrift für psychoanalytische Theorie und Praxis, 5,* 311-321.

Potvin, L., Lasker, J. & Toedter, L. (1989). Measuring grief: a short version of the perinatal grief scale. *Journal of Psychopathology and Behavioral Assessment, 11,* 29-45.

Reading, A. E. & Cox, N. (1982). The effects of ultrasound examination on maternal anxiety levels. *Journal of Behavioral Medicine, 5,* 237-247.

Reading, A. E., Cox, D. N., Sledmere, C. M. & Campbell, S. (1984). Psychological changes over the course of pregnancy: A study of attitudes toward the fetus/neonate. *Health Psychology, 3,* 211-221.

Ringler, M. (1994). Zur Schuldfrage in der psychosomatischen Betreuung bei pränataler Diagnostik. In H. Kentenich, M. Rauchfuß & P. Diederichs (Hrsg.), *Psychosomatische Gynäkologie und Geburtshilfe 1993/94* (S. 158-167). Berlin, Heidelberg, New York: Springer.

Roeder, H., Sellschopp, A. & Henrich, G. (1994). Partnerschaft und Schwangerschaftskonflikt. *Psychotherapie, Psychosomatik, Medizinische Psychologie, 44,* 153-158.

Robinson, G. E., Carr, M. L., Olmsted, M. P. & Wright, C. (1991). Psychological reactions to pregnancy loss after prenatal diagnostic testing: preliminary results. *Journal of Psychosomatic Obstetrics and Gynaecology, 12,* 181-192.

Rowe, J., Clyman, R., Green, C., Mikkelsen, C., Haight, J. & Ataide, L. (1978). Follow-up of families who experience neonatal death. *Pediatrics, 62,* 166-170.

Rubin, S. S. (1984). Mourning distinct from melancholia: The resolution of bereavement. *British Journal of Medical Psychology, 57,* 339-345.

Schauer, G. M., Kalousek, D. K. & Magee, J. F. (1992). Genetic Causes of stillbirth. *Seminars in Perinatology, 16,* 341-351.

Schmidt, U., Wolff, G. & Jung, C. (1994). Verarbeitung des Schwangerschaftsabbruchs nach pathologischem Amniozentesebefund. In H. Kentenich, M. Rauchfuß & P. Diederichs (Hrsg.), *Psychosomatische Gynäkologie und Geburtshilfe 1993/94* (S. 106-113). Berlin, Heidelberg, New York: Springer.

Schulte, W. (1961). Nichttraurigseinkönnen im Kern melancholischen Erlebens. *Nervenarzt, 32,* 314-320.

Schwartz, L. Z. (1988). The origin of maternal feelings of guilt in SIDS. *Annals of the New York Academy of Science, 533,* 132-144.

Seibel, M. & Graves, W. L. (1980). The psychological implications of spontaneous abortions. *The Journal of Reproductive Medicine, 25,* 161-165.

Siegel, M. B. (1982). Pregnant dreams: Developmental processes in the manifest dreams of expectant fathers. *Dissertation Abstracts International, 43,* 2.

Siegrist, J. & Geyer, S. (1993). Inventar zur Erfassung lebensverändernder Ereignisse. In *Datenbank des Zentrums für Umfragen, Methoden und Analysen (ZUMA)* (Bearbeitung: D. Krebs). Mannheim: Informationszentrum für Sozialwissenschaften.

Simpson, J. L. (1993). Genetic causes of spontaneous abortion. In C.-C. Lin, M. S. Verp & R. E. Sabbagha (Eds.), *The high-risk fetus* (pp. 98-111). New York: Springer.

Sjögren, B. (1992). The expectant father and the prenatal diagnosis. *Journal of Psychosomatic Obstetrics and Gynaecology, 13,* 197-208.

Smith, A. C. & Borgers, A. B. (1988-89). Parental grief response to perinatal death. *Omega, 19,* 203-214.

Smith, J. H. (1971). Identificatory styles in depression and grief. *International Journal of Psychoanalysis, 52,* 259-266.

Smith, N. C. (1988). Epidemiology of spontaneous abortion. *Contemporary Review of Obstetrics and Gynaecology, 1,* 43-48.

Sosa, R., Kennell, J., Klaus, M., Robertson, S. & Urrutia, J. (1980). The effect of a supportive companion on perinatal problems, length of labor, and mother-infant interaction. *The New England Journal of Medicine, 303,* 597-600.

Spielberger, C. D., Gorsuch, R. L. & Lushene, R. E. (1970). *STAI, Manual for the State-Trait-Anxiety-Inventory.* Palo Alto: Consultant Psychologist Press.

Stierlin, H. (1978). *Delegation und Familie.* Frankfurt: Suhrkamp.

Stinson, K. M., Lasker, J. N., Lohman, J. & Toedter, L. J. (1992). Parents' grief following pregnancy loss: A comparison of mothers and fathers. *Family Relations, 41,* 218-223.

Stray-Pedersen, B. & Stray-Pedersen, S. (1988). Recurrent abortion: The role of psychotherapy. In R. W. Beard & F. Sharp (Eds.), *Early pregnancy loss: Mechanism and treatment* (pp. 433-440). Proceedings of the 18th Study Group of the Royal College of Obstetricians and Gynaecologists. Royal College of Obstetricians and Gynaecologists, London.

Stroebe, M. S. & Stroebe, W. (1989/90). Who participates in bereavement research? A review and empirical study. *Omega, 20,* 1-29.

Stroebe, W., Stroebe, M. S. & Domittner, G. (1988). Individual and situational differences in recovery from bereavement: A risk group identified. *Journal of Social Issues, 44,* 143-158.

Teichmann, A. T. & Breull, A. (1989). Ein neues Konzept psychosomatischer Forschung am Beispiel der vorzeitigen Wehentätigkeit. *Zeitschrift für psychosomatische Medizin, 35,* 256-276.

Theut, S. K., Pedersen, F. A., Zaslow, M. J., Cain, R. L., Rabinovich, B. A. & Morihisa, J. M. (1989). Perinatal loss and parental bereavement. *American Journal of Psychiatry, 146,* 635-639.

Theut, S. K., Pedersen, F. A., Zaslow, M. J. & Rabinovich, B. A. (1988). Pregnancy subsequent to perinatal loss: Parental anxiety and depression. *Journal of the American Academy of Child and Adolescent Psychiatry, 27,* 289-292.

Theut, S. K., Zaslow, M. J., Rabinovich, B. A., Bartko, J. J. & Morishisa, J. M. (1990). Resolution of parental bereavement after a perinatal loss. *Journal of the American Academy of Child and Adolescent Psychiatry, 29,* 521-525.

Toedter, L. J., Lasker, J. N. & Alhadeff, J. M. (1988). The perinatal grief scale: Development and initial validation. *American Journal of Orthopsychiatry, 58,* 435-449.

Torok, M. (1983). Trauerkrankheit und Phantasma des "Cadavre exquis". *Psyche, 37,* 497-519.

Turco, R. (1981). The treatment of unresolved grief following loss of an infant. *American Journal of Obstetrics and Gynaecology, 141,* 503-507.

Vachon, M. L. S., Rogers, J., Lyall, W. A., Lancee, W. J., Sheldon, A. R. & Freeman, S. J. J. (1982). Predictors and correlates of adaptation to conjugal bereavement. *American Journal of Psychiatry, 139,* 998-1002.

Vargas, L. A., Loya, F. & Hodde-Vargas, J. (1989). Exploring the multidimensional aspects of grief reactions. *American Journal of Psychiatry, 146,* 1484-1488.

Verp, M. S. (1993). Environmental causes of pregnancy loss and malformation. In C.-C. Lin, M. S. Verp & R. E. Sabbagha (Eds.), *The high-risk fetus* (pp. 127-145). New York: Springer.

Videka-Sherman, L. & Lieberman, M. (1985). The effects of self-help and psychotherapy intervention on child loss: The limits of recovery. *American Journal of Orthopsychiatry, 55,* 70-82.

Volkan, V. D. (1981). *Linking objects and linking phenomena.* International Universities Press, New York.

Wahrig, G. (1991). *Deutsches Wörterbuch.* Gütersloh, München: Bertelsmann Lexikon Verlag.

Weber, I., Abel, M., Altenhofen, L., Bächer, K. Berghof, B., Bergmann, K. E., Flatten, G., Klein, D., Micheelis, W. & Müller, P. J. (1990). *Dringliche Gesundheitsprobleme der Bevölkerung.* Baden-Baden: Nomos Verlagsgesellschaft.

Wehkamp, K.-H. & Langnickel, D. (1987). Bedeutungen des prä- und perinatalen Kindstods. *Deutsches Ärzteblatt, 84,* B-492-494.

Weiner, H. (1991). Anwendung psychosomatischer Konzepte in der Psychiatrie. In Th. von Uexküll, R. Adler, J. M. Herrmann, K. Köhle, O. W. Schonecke & W. Wesiack (Hrsg.), *Psychosomatische Medizin* (S. 916-940). München: Urban & Schwarzenberg.

Weiner, H. (1992). *Perturbing the organism.* The biology of stressful experience. Chicago: The University of Chicago Press.

White-van Mourik, M. C. A., Connor, J. M. & Ferguson-Smith, M. A. (1992). The psychosocial sequelae of a second-trimester termination of pregnancy for fetal abnormality. *Prenatal Diagnosis, 12,* 189-204.

Will, H. (1994). Zur Phänomenologie der Depression aus psychoanalytischer Sicht. *Psyche, 48,* 361-185.

Willi, J. (1975). *Die Zweierbeziehung.* Reinbek: Rowohlt.

Wittchen, H.-U., Zaudig, M., Schramm, E., Spengler, P., Mombour, W., Klug J. & Horn, R. (1987). *Strukturiertes Klinisches Interview für DSM-III-R (SKID).* München: Max Planck Institut für Psychiatrie.

Wittchen, H.-U. & Zerssen, D. von (1987). *Verläufe behandelter und unbehandelter Depressionen und Angststörungen.* Berlin, Heidelberg, New York: Springer.

Wolff, C. T., Friedman, S. B., Hofer, H. A. & Mason, J. W. (1964). Relationship between psychological defenses and mean urinary 17-hydroxycorticosteroid excretion rates. I. A predictive study of parents of fatally ill children. *Psychosomatic Medicine, 26,* 576-591.

Wolff, J. R., Nielson, P. E. & Schiller, P. (1970). The emotional reaction to a stillbirth. *American Journal of Obstetrics and Gynecology, 108,* 73-77.

Worden, J. W. (1987). *Beratung und Therapie in Trauerfällen.* Bern, Stuttgart, Toronto: Hans Huber.

Wortman, C. B. & Silver, R. C. (1989). The myths of coping with loss. *Journal of Consulting and Clinical Psychology, 57,* 349-357.

Wretmark, A. A. (1993). *Perinatal death as a pastoral problem.* Uppsala: Bibliotheca Theologiae Practicae.

Zeanah, C. H., Keener, M. A., Stewart, L. & Anders, T. F. (1985). Prenatal perception of infant personality: A preliminary investigation. *Journal of the American Academy of Child Psychiatry, 24,* 204-210.

Zerssen, D. v., unter Mitarbeit von Koeller, D.-M. (1976). *Klinische Selbstbeurteilungs-Skalen (KSb-S) aus dem Münchner Psychiatrischen Informations-System (PSYCHIS München).* Manuale. b) Paranoid-Depressivitäts-Skala d) Beschwerden-Liste. Weinheim: Beltz Test.

Zisook, S. & Shuchter, S. R. (1985). Time course of spousal bereavement. *General Hospital Psychiatry, 7,* 95-100.

Zisook, S. & Shuchter, S. R. (1991). Depression through the first year after the death of a spouse. *American Journal of Psychiatry, 148,* 1346-1352.

Anhang

Kontaktadressen von Selbsthilfegruppen und Elterninitiativen

Regionale Kontaktadressen werden von den landesweit organisierten Gruppen auf Anfrage vermittelt:

Gesellschaft zur Erforschung des Plötzlichen Säuglingstodes
GEPS Deutschland e.V.
Postfach 410262
76202 Karlsruhe
Tel. 07247/7745
Fax 07247/7798

Initiative "Regenbogen" - Glücklose Schwangerschaft e.V.
Burgstr. 6
73614 Schorndorf
Tel. 07181/21 275

Verwaiste Eltern München e.V.
Schrenkstr. 3
80339 München
Tel. 089/50 20 184
Fax 089/50 28 111

Informationsbogen für Eltern nach Totgeburt: Gesetzliche Regelungen (mod. nach Kuse-Isingschulte et al. im Druck)

Liebe Patientin, liebe Eltern,

um Ihnen über den schmerzlichen Verlust der Schwangerschaft bzw. Ihres Neugeborenen hinwegzuhelfen, bieten Ihnen die Mitarbeiterinnen und Mitarbeiter der Frauenklinik ... ihre Hilfe an ... Im Hinblick auf die Zukunft steht jetzt schon eine wichtige Entscheidung an: es muß festgelegt werden, wo das Kind verbleiben soll. Um gemeinsam eine Lösung zu finden, die Ihren Vorstellungen gerecht wird, soll Ihnen dieses Schreiben zunächst als Wegweiser dienen, bitte wenden Sie sich dann mit Ihren Fragen an uns. Die folgenden gesetzlichen Vorschriften für den Personenstand (PstG) und für das Bestattungswesen (BestG) müssen dabei beachtet werden (Tab. 1):

1. *Zeitpunkt des Kindsverlustes:*
Zunächst muß entschieden werden, ob das Kind vor oder nach der Geburt verstorben ist, man spricht dann von einer Lebendgeburt oder einer Totgeburt.

2. *Geburtsgewicht:*
- Bei Lebendgeborenen hängen Möglichkeiten der Bestattung nicht vom Gewicht ab.
- Bei Totgeborenen unterscheiden sich die Möglichkeiten der Bestattung und die Formalitäten, je nachdem, ob das Gewicht mehr oder weniger als 500 Gramm betragen hat.

3. *Amtliche Meldung der Geburt:*
Die Geburtsanzeige muß von Ihnen *persönlich* erfolgen, außer bei Totgeburten unter 500g. Dies ist hier in der Klinik in Zimmer ... möglich und wird an das Standesamt weitergeleitet und dort in das Personenstandsregister eingetragen.

4. *Wahlmöglichkeiten der Bestattung:*
Grundsätzlich *müssen* Sie eine der drei Bestattungsformen a), b) oder c) aus Tabelle 1 wählen, damit der endgültige Verbleib des Kindes festgelegt werden kann. Das jeweils häufigste Vorgehen ist in der Tabelle mit "ja" gekennzeichnet - Sie können aber auch nach Ihrem Wunsch die anderen Bestattungsformen *frei wählen*, außer der klinischen Bestattung, die nur bei einer Totgeburt unter 500g möglich ist.

Tabelle 1 Wahlmöglichkeiten für die Bestattung

Zeitpunkt des Kindsverlustes	Totgeburt		Lebendgeburt
Gewicht	unter 500 g	über 500 g	
Standesamtliche Registierung	nein	ja, ohne Vornamen	ja, mit Vornamen
a) Klinische Bestattung	ja	nicht möglich	nicht möglich
b) Individuelle Bestattung	möglich	ja	ja
c) Anonyme Bestattung	möglich	möglich	möglich

5. *Ausführung der Bestattungsformen:*

-Die drei Formen unterscheiden sich in der Durchführung und dem Begräbnisplatz:
a) Klinische Bestattung: in einem Urnenfeld auf dem ... Friedhof (Begräbnisplatz Nr. ...)
b) Individuelle Bestattung: Sie bestimmen Grabstelle und Dauer der Grablegung selbst.
c) Anonyme Bestattung: ein Urnenfeld auf dem ... Friedhof.

-Die Begräbnispätze auf den ... Friedhöfen a) und c) können Sie auf Fotos im Sekretariat der psychosomatischen Abteilung einsehen.

-Bei der *Auswahl* sollten Sie überlegen, welche der Bestattungsformen Ihren persönlichen Umgang mit dem Ereignis auch in Zukunft erleichtern könnte:

Tabelle 2 Ausführung der Bestattungsformen

a) Klinische Bestattung (nur Totgeburt unter 500 g)	b) Individuelle Bestattung (in allen Fällen möglich)	c) Anonyme Bestattung (in allen Fällen möglich)
anonyme Sammelbestattung mehrerer totgeborener Kinder	Einzelbestattung	Einzelbestattung
nur Feuerbestattung	Erd- od. Feuerbestattung	Erd- od. Feuerbestattung
Urnenfeld (... Friedhof)	selbstbestimmte Grabstelle	Urnenfeld (... Friedhof)

6. *Aufwendungen:*

-Außer bei der klinischen Bestattung a), die gesetzlich nur bei Totgeburten unter 500 g erlaubt ist, entstehen den Angehörigen auch Kosten. Über die Aufwendungen bei den Bestattungsformen b) und c) informieren der städtische oder ein privater Bestattungsdienst.

-Sollten Sie *keinen ausdrücklichen Wunsch* bzgl. der Bestattung äußern, muß dies von der Frauenklinik (oder vom pathologischen Institut, falls eine Sektion erfolgt) veranlaßt werden. Entsprechend den gesetzlichen Möglichkeiten (Tab. 1) ist dies bei Totgeburten unter 500 g eine klinische Bestattung a), oder bei Totgeburten über 500 g, sowie bei Lebendgeburten eine anonyme Feuerbestattung c). Nur die klinische Bestattung ist kostenfrei.

Das müssen *Sie persönlich* veranlassen:

1. *Amtliche Meldung* der Geburt in der Frauenklinik im Zimmer ... (außer bei Totgeburt unter 500 g).
2. *Auswahl der gewünschten Bestattungsform* (in jedem Fall, s. Tab. 1 und 2).
3. Verständigung des städtischen oder eines privaten Bestattungsdienstes (außer: klinische Bestattung).

Bitte wenden Sie sich mit weiteren Fragen an uns. Die Mitarbeiterinnen und Mitarbeiter der Frauenklinik stehen Ihnen mit Rat und Tat zur Seite, nicht nur während Ihres Aufenthaltes, sondern auch danach.

-Arbeitsgruppe Psychosomatik-

Tab. A: Die Münchner Trauerskala: Innere Konsistenz, Faktorenladungen und Item-Total-Korrelationen (Replikationsstudie)

		Faktoren-ladung (N=125)	Item-Total (N=60)
Gesamttrauer MTS (Cronbach α=.89) *1)*			
F1: Traurigkeit (Cronbach α=.86)		*2)*	*3)*
A	1. Ich trauere um das Baby.	.76	.83
A	2. Es tut mir weh, mich an den Verlust zu erinnern.	.72	.69
A	3. Ich weine, wenn ich an es denke.	.70	.69
A	4. Ich habe das Bedürfnis, über das Baby zu sprechen.	.65	.47
A	5. Ich rege mich auf, wenn ich an das Baby denke.	.59	.61
A	6. Ich vermisse das Baby.	.52	.72
F2: Verlustangst (Cronbach α=.76)			
	1. Ich habe Angst, noch mal ein Baby zu verlieren.	.71	.44
	2. Ich habe Angst, kein Kind mehr bekommen zu können.	.69	.34
	3. Es ist ungerecht, daß ich mein Baby verloren habe.	.68	.52
	4. Es schmerzt mich, Schwangere und Babies zu sehen.	.62	.39
S *(-)4)*	5. Ich glaube, ich bin gut über den Verlust hinweggekommen.	.41	.37
F3: Schuldhafte Verarbeitung (Cronbach α=.82)			
V	1. Ich gebe mir selbst die Schuld an dem Tod.	.78	.57
	2. Ich habe Alpträume vom Tod meines Babies.	.76	.39
V	3. Ich fühle mich schuldig, wenn ich an das Baby denke.	.73	.60
V	4. Der beste Teil von mir starb mit dem Baby.	.72	.53
V	5. Ich fühle mich wertlos, seit es tot ist.	.58	.38
F4: Ärger (Cronbach α=.59)			
S	1. Ich habe mehr Ärger mit meinen Freunden und Bekannten, als ich sollte.	.77	.43
S	2. Nach dem Tod des Babys habe ich einige Menschen enttäuscht.	.66	.49
S	3. Es fällt mir schwer, mit bestimmten Menschen zurechtzukommen.	.67	.49
F5 Sinnsuche (Cronbach α=.61)			
	1. Ich spüre jetzt genauer, worauf es mir im Leben wirklich ankommt.	.75	.33
	2. Mein Glaube gibt mir Halt.	.71	.13
	3. Durch diese schmerzliche Erfahrung habe ich erkannt, daß es Menschen gibt, auf die ich wirklich zählen kann.	.64	.28

1) Hauptkomponentenanalyse mit Varimaxrotation (59.6% der Varianz erklärt): Cronbach α der Skalen und Faktorladungen; 2) Itemformulierungen mod. n. Perinatal Grief Scale (PGS; Potvin et al. 1989): A "Aktive Trauer", S "Schwieriges Verarbeiten", V "Verzweiflung"; 3) Korrigierte Item-Total Korrelationen mit den jeweiligen Skalen aus der Replikationsstudie (N=60); 4) Item negativ gepolt

Tab. B: **Korrelationen von Trauer mit Depressivität, Angst, Körperbeschwerden und Retest-Reliabilität der Skalen**

	Ersterhebung (N=125)			*Folgeerhebungen der Skalen*	
	Depressivität D-S	**Angst STAI**	**Körperbeschwerden B-L**	**6 Monate (N=94)**	**12 Monate (N=90)**
Münchner Trauerskala (MTS)					
Traurigkeit	.55 *1)*	.61	.34	.70 *4)*	.61
Verlustangst	.56	.65	.35	.64	.51
Schuldhafte Verarbeitung	.57	.45	.41	.67	.59
Ärger	.47	.42	.40	.45	.43
Sinnsuche	.19 *2)*	.08 *3)*	.20 *2)*	.68	.60
Gesamttrauer	.69	.68	.48	.76	.64
Depressivität (D-S)		.76	.62	.44	.60
Angst (STAI)			.47	.47	.45
Körperbeschwerden (B-L)				.58	.58

1) alle Korrelationen p≤.001, mit Ausnahme von 2) p≤.05; 3) n.s.; 4) Korrelationen der jeweiligen Skalenwerte der Erst- mit den Folgeerhebungen als Anhaltspunkte für die Retest-Reliabilität

Tab. C: Die Münchner Trauerskala-Fremdbeurteilung (MTSF; N=30)

Trauerrating		Rho 1)	Item-Total Korrelation 2)	Depressivität (D-S) 3)	Traurigkeit (MTS) 4)
1.	Sehnsucht	.81	.73	.12	.52**
2.	Trost bei anderen	.81	.62	-.20	.26
3.	Kummer b. Schwangeren	.82	.60	.47**	.61***
4.	Beschäftigung mit Kind	.70	.59	.18	.42**
5.	Bedürfnis zu sprechen	.92	.58	.12	.44**
6.	Interviewer mitfühlend	.80	.53	-.13	.16
7.	Weinen	.97	.47	.19	.48**
8.	Auflehnung	.82	.40	.14	.43**
9.	Selbstvorwurf	.57	.35	.01	.37*
10.	Positive Erinnerung	.59	.31	-.16	.16

Depressive Reaktion		Rho	Item-Total Korrelation	Depressivität (D-S)	Traurigkeit (MTS)
1.	Wertlosigkeit	.88	.80	.72***	.45**
2.	Interviewer distanziert	.50	.73	.46**	.30
3.	Selbstmitleid	.85	.68	.48**	.16
4.	Vorwurfsvoller Rückzug	.83	.67	.50**	.21
5.	Hilf-/Hoffnungslosigkeit	.62	.66	.56***	.41*
6.	Scham-, Versagensgefühle	.80	.59	.32*	.30
7.	Idealisierung d. Verlorenen	.90	.54	.46**	.05
8.	Schuldgefühle	.62	.48	.43**	.16
9.	Enttäusch. Erinnerung	.73	.35	.24	-.10
10.(-) 5)	Positive Aspekte Verlust	.89	.32	.32*	-.09

*1) Items der MTSF=Münchner Trauerskala Fremdbeurteilung: Interraterreliabilität (Spearman Rho); 2) korrigierte Item-Total Korrelation; Korrelationen der Items: 3) mit der D-S; 4) mit "Traurigkeit" (MTS); Signifikanzniveau: *** p≤.001; ** p≤.01; * p≤.05; 5) Item negativ gepolt.*

Tab. D: Korrelationen zwischen Selbst- und Fremdeinschätzungen (N=30)

	Fremdeinschätzung		
Selbsteinschätzung	**Trauer**	**Depressive Reaktion**	**Major Depression**
Depressivität (D-S)	.28	.68 *1)****	.76 *2)****
Angst (STAI)	.28	.63 ***	.78 ***
Körperbeschwerden(B-L)	.41 *	.53 ***	.62 ***
Münchner Trauerskala (MTS)			
Traurigkeit	.63 ***	.28	.36 *
Verlustangst	.52 **	.33 *	.61 ***
Schuldhafte V.	.27	.50 **	.67 ***
Ärger	-.09	.46 **	.36 *
Sinnsuche	.20	-.16	-.06
Fremdrating			
Depressive Reaktion	.03 *3)*		.67 ***
Major Depression	.24		

*1) Korrelationen der Selbsteinschätzungsskalen mit den Fremdratings für depressive Reaktion; 2) mit Major depression: Items der Beurteilung einer Major depression (SKID) wurden aufsummiert (1=nicht zutreffend, 2=schwellenwertig; 3=zutreffend) zu einem kontinuierlichen Maß der Depressivität; 3) Interkorrelationen der Fremdratings; Signifikanzniveau: *** $p \leq .001$; ** $p \leq .01$; * $p \leq .05$.*